Faulde

Lernen, im Regen zu tanzen

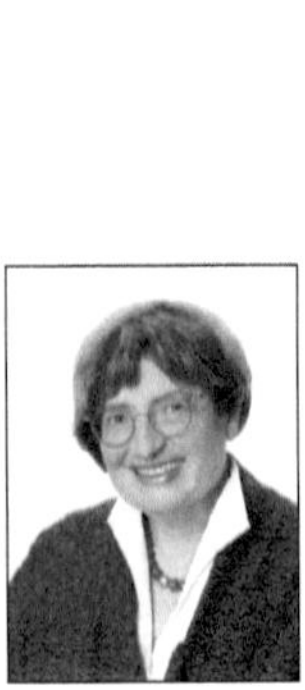

Dr. theol. Cornelia Faulde ist Diplom-Psychologin, Ehe-, Familien- und Lebensberaterin, Systemische Familientherapeutin (DGSF) und Mediatorin. Sie leitet die Beratungsstelle für Ehe-, Familien- und Lebensfragen Brakel/Höxter/Warburg im Erzbistum Paderborn. Einer ihrer Arbeitsschwerpunkte ist, von Depressionen betroffenen Paaren zu helfen, gemeinsam die Erkrankung zu bewältigen.

Cornelia Faulde

Lernen, im Regen zu tanzen

Wie Sie als Paar eine Depression bewältigen

Mit Onlinematerial

BELTZ

Dr. Cornelia Faulde
E-Mail: kontakt@cornelia-faulde.de
www.cornelia-faulde.de

MIX
Papier aus verantwortungsvollen Quellen
FSC® C089473

Dieses Buch ist erhältlich als:
ISBN 978-3-621-28936-8 Print
ISBN 978-3-621-28949-8 E-Book (EPUB)

1. Auflage 2022

Lektorat: Dagmar Kühnle Zerpa
Umschlagbild: ©getty images/skynesher
Herstellung und Satz: Lelia Rehm
Gesamtherstellung: Beltz Grafische Betriebe, Bad Langensalza
Printed in Germany

Weitere Informationen zu unseren Autor_innen und Titeln finden Sie unter: www.beltz.de

Inhaltsübersicht

Inhalt

Vorwort

Eine Depression geht nicht spurlos an einer Partnerschaft vorüber. Zwei, die auf einer Wellenlänge lagen, werden sich fremd. Glückliche gemeinsame Momente werden selten. Vertraute Routinen zerbrechen. Konflikte drehen sich im Kreis. Die Kinder verkriechen sich still oder werden unbequem. Zukunftspläne geraten ins Wanken. Trotz allem aber bleibt die Sehnsucht nach Nähe und Gemeinsamkeit und der Wille, diese Situation gemeinsam durchzustehen.

Wenn Sie sich in dieser Beschreibung wiederfinden können, möchte ich Ihnen mit diesem Buch Unterstützung anbieten. Ich bin Psychologin und berate seit mehr als 15 Jahren in einem psychosozialen Zentrum Paare in Konfliktsituationen. Viele dieser Paare sind durch die Depression oder die Depressivität eines Partners belastet. Ihnen gilt seit langem meine besondere Aufmerksamkeit. Aus dieser Erfahrung als Paartherapeutin heraus möchte ich Sie ermutigen, den Weg durch die Krankheit gemeinsam zu gehen. Dies kann das Leid verringern und die Phase der Krankheit verkürzen. Auch für Kinder ist es ein großer Vorteil, wenn die Partnerschaft der Eltern dieser Herausforderung standhält. Denn eine gute Partnerschaft bietet einen Schutzraum, der Kindern trotz elterlicher Depression eine gute und gesunde Entwicklung ermöglicht.

Aber Liebe allein heilt nicht. Diese Illusion kann sogar das Leiden verlängern. Es gehört zu den schmerzhaftesten Begleiterscheinungen einer Depression, vorhandene Liebe nicht wahrnehmen zu können und sich inmitten freundlicher Menschen einsam und allein zu fühlen. Wenn diese Gefühle der Einsamkeit als ein Zeichen dafür interpretiert werden, dass in der Partnerschaft zu wenig Liebe mehr da ist, kommt es zu bitteren Konflikten und unnötigen Trennungswünschen.

Liebe kann daher eine Einzeltherapie oder geeignete Medikamente nicht ersetzen. Oft wird erst in der Therapie eine Unterscheidung zwischen depressionsbedingten Gefühlen der Einsamkeit und fehlender Zuwendung in der gegenwärtigen Paarbeziehung möglich. Wenn diese Unterscheidung gelingt, kann eine gute Partnerschaft eine wichtige Ressource auf dem Weg zur Heilung sein. So wie der Motor bei einem E-Bike dem Fahrer Antrieb geben kann, kann der Partner »Antrieb« im Sinne von Unterstützung beim Kampf gegen die Krankheit geben. Verletzungen aus früheren Lebensphasen heilen leichter, wenn die Gegenwart Geborgenheit bietet. Anregungen aus der Therapie lassen sich im Alltag besser umsetzen, wenn auch der Partner weiß, warum sie sinnvoll sind. Um gesund zu werden und gesund zu bleiben, sind oft auch Änderungen im Lebensstil notwendig, die sich nur gemeinsam durchführen lassen.

Das Buch heißt »Lernen, im Regen zu tanzen«, weil die Phase der Depression oft zu lang ist, um nur auf den Sonnenschein zu warten. Es ist aber möglich, dieser Lebenssituation mit viel Tapferkeit, Geduld und Liebe auch gute Erfahrungen abzutrotzen. Immerhin sagen etwa ein Drittel der Betroffenen, dass sich ihre Partnerschaft in dieser Zeit gefestigt und vertieft hat. Es ist ein schmerzhafter, aber lohnender Weg.

Um diesen Weg zu unterstützen, finden Sie in diesem Buch Fragen zur Selbstreflexion, Anregungen zum Austausch und praktische Aktionsmöglichkeiten. Viele Übungen enthalten eher sachliche Methoden wie Listen und Protokolle. Andere greifen Geschichten und Bilder auf oder regen zu kreativer Verarbeitung an. Manche sind ausdrücklich nur für einen von Ihnen beiden entwickelt, andere für Sie als Paar. Wählen Sie aus, was Ihnen liegt. Alle Übungen finden Sie auch als Arbeitsblätter zum Download (siehe »Hinweise zum Arbeitsmaterial«). Das Buch ist kein Programm, das sich Schritt für Schritt abarbeiten lässt. Es möchte Sie beide aber dennoch durch die verschiedenen Phasen eines Heilungswegs und einer Therapie begleiten. Vielleicht ist Ihre Reihenfolge der Themen, die Sie beschäftigen, eine andere als im Buch, oder manches betrifft Sie nicht. Dann können Sie auch Abschnitte überspringen und später lesen. Sie bestimmen das Tempo, das Sie gehen können. Das Buch will Ihnen helfen, ein Bündnis gegen die Depression zu schließen, Ursachen und Hintergründe zu verstehen und trotz aller Einschränkungen, die eine depressive Erkrankung mit sich bringt, ein eng verbundenes liebendes Paar zu bleiben.

Die beschriebenen Fälle und Personen sind nicht real, sie dienen ausschließlich der Veranschaulichung. Dennoch sind die Verhaltensmuster, die Konflikte und auch die gefundenen Lösungsstrategien realen Lebenssituationen entnommen. Männliche und weibliche Personenbeschreibungen wechseln sich ab und stehen jeweils für beide Geschlechter.

Ich danke den Paaren, die mich an ihrem Kampf gegen die Krankheit teilhaben ließen. Ihnen verdanke ich viele Anregungen über das, was helfen kann. Durch sie weiß ich aber vor allem, dass Zuversicht und Hoffnung berechtigt sind.

Viele weitere Anregungen verdanke ich der interdisziplinären Zusammenarbeit im Team des Caritas-Beratungszentrums Brakel. In vielen Fällen übernehmen wir gemeinsame Verantwortung für betroffene Familien. Dies hat meinen Blick sehr erweitert.

Ich habe oft miterleben dürfen, dass es einen Weg durch die Krankheit hindurch zu einem leichteren und freudigeren Leben gibt, und dass auch die Phase der Depression viele sinnerfüllte Erfahrungen zulässt. Diese Phase ist keine verlorene Lebenszeit, sondern ermöglicht es sogar, wenn auch unter erschwerten Bedingungen, gemeinsam »im Regen zu tanzen«. Diese Erfahrung möchte ich weitergeben.

Paderborn, im April 2022 *Cornelia Faulde*

1 Verstehen, was die Depression für Sie bedeutet

1.1 Die Symptome richtig deuten

Wenn einer von Ihnen an einer Depression erkrankt, beginnt für Sie beide eine Zeit großer Veränderungen, die mit vielen Unsicherheiten und Fragen verbunden ist. Viele schildern es so, dass die Depression sich wie eine dunkle Wolke über sie legt. Die Welt wird grau und kalt. Nun stellt sich die Aufgabe, sich gemeinsam als Paar auf diesen Wetterumschlag einzustellen. Wenn Sie selbst von der Krankheit betroffen sind, wünschen Sie sich meist, die Partnerschaft könnte Schutz und Wärme bieten. Wenn Sie die Partnerin sind, möchten Sie gern Hilfe leisten. Aber auch Sie selbst sind von der Wolke und dem aufziehenden Regen betroffen. So ist das Unterstützen bei einer depressiven Erkrankung nicht einfach. Die Depression selbst belastet die Partnerschaft und kann Paare auseinandertreiben. Viele spüren, dass ihre Partnerschaft in Gefahr ist. Sie brauchen Einfühlungsvermögen und Geduld, aber auch ein grundlegendes gemeinsames Verständnis der Krankheit, um der Situation standzuhalten.

Die gemeinsame Bewältigung einer Depression als Paar fängt damit an, dass Sie beide wissen müssen, woran Sie eine Depression erkennen können und welche Auswirkungen sie auf Ihr Leben haben kann. Vorher kommt es leider oft zu Paarkonflikten, weil die Symptome der Depression falsch gedeutet und anderen Ursachen zugeschrieben werden. Nicht selten beginnen Paare dann, an ihrer Liebe zu zweifeln.

Beispiel

Seit dem Abitur sind Alina und Patrick ein Paar. Sie beschließen, am gleichen Ort zu studieren, um später wieder in ihre Heimat zurückzukehren und dort eine Familie zu gründen. Doch gegen Ende des Studiums bleibt Alina morgens immer länger im Bett liegen, versäumt ihre Vorlesungen und meldet sich erst gar nicht zu den Prüfungen an. Sie hat auch keine Lust mehr, mit Patrick zusammen ins Fitnessstudio zu gehen, sondern weicht ihm aus. Patrick redet auf sie ein, dass sie ihre gemeinsame Zukunftsplanungen aus Leichtsinn und Bequemlichkeit aufs Spiel setzt. Alina droht damit, aus der gemeinsamen Wohnung auszuziehen, wenn er sie weiter unter Druck setzt. Patrick bekommt Angst, dass Alina das Interesse an einem gemeinsamen Leben mit ihm verloren hat. Alina geht schließlich zur Studienberatung, wo die Psychologin die Vermutung ausspricht, dass bei ihr eine Depression vorliegt.

Manuel und Sandra sind seit acht Jahren verheiratet und haben viel erreicht. Sie haben zwei kleine Töchter. Mit seinem Gehalt als KFZ-Meister und ihrem Gehalt als Versicherungskauffrau trauten sie sich, ein Haus zu kaufen und gemeinsam schön einzurichten. Aber seit einiger Zeit verbringt Manuel das Wochenende überwiegend vor dem Fernseher auf dem Sofa oder mit Computerspielen. Er beteiligt sich nur noch schwerfällig unter Druck an den Haushaltspflichten, und verschiebt seit Wochen die versprochene Reparatur der Kinderfahrräder. Er kann sich nicht mehr zu gemeinsamen Schwimmbadbesuchen und Ausflügen mit den Kindern aufraffen, sondern reagiert nur noch gereizt und abwehrend, wenn die Töchter solche Wünsche äußern. Sandra wirft ihm vor, er sei ein Pascha und ein Egoist geworden. Als er wegen Schlafstörungen zum Hausarzt geht, stellt dieser die Diagnose »Depression«.

Alina und Manuel aus den beiden Beispielen haben gemeinsam, dass sie energielos sind und dass ihnen der Antrieb fehlt, ihr bisheriges Alltagsleben fortzuführen. Sie haben auch kein Interesse mehr an schönen Aktivitäten, wie an den Besuchen im Fitnessstudio oder den Ausflügen mit den Töchtern. Damit liegen bei Alina und bei Manuel die beiden grundlegenden Kennzeichen einer Depression vor: Energie- und Antriebslosigkeit und der Verlust an Interesse an freudigen Aktivitäten.

Patrick und Sandra wissen nicht, dass dies die Kennzeichen einer Depression sind. Sie suchen deshalb nach anderen Erklärungen für die Veränderungen. Schnell sehen sie bei ihrem Gegenüber negative Veränderungen der Persönlichkeit. Sie halten sie für Egoismus und Bequemlichkeit. Dies führt zu Vorwürfen und Kritik. Die Partnerschaft erscheint ihnen nun in einem bedrückenden, ungünstigen Licht.

Das gilt auch für die Betroffenen selbst, für Manuel und Alina. Sie sehen sich jetzt ständiger Kritik ausgesetzt. Außerdem fühlen sie sich unglücklich und niedergeschlagen. Auch für sie ist es naheliegend, den Grund dafür in der Partnerschaft zu sehen. Sie denken, wenn ihre Partnerschaft wirklich gut wäre, würden sie sich nicht so schlecht fühlen. Sie ziehen sich zurück. Das Wissen, dass eine Depression vorliegen könnte, verändert jedoch diese Sicht. Der Grund für die Niedergeschlagenheit wird nicht mehr in der Partnerschaft gesucht.

Sich gemeinsam informieren. Die Einsicht, dass eine Depression vorliegt, und ein gemeinsames Verständnis der Krankheit ist in den meisten Fällen der erste große Schritt nach vorn. Derjenige von Ihnen, der erkrankt ist, hat von einem Arzt oder Psychotherapeuten die Diagnose gehört und wird bei dieser Gelegenheit sicher auch schon einige Informationen erhalten haben. Berichten Sie dem anderen davon. Denn der oder die andere muss zunächst auf den gleichen Stand gebracht werden, um zu verstehen, welche Auswirkungen die Krankheit für Ihr gemeinsames Leben hat.

Vielleicht ist es bei Ihnen aber auch umgekehrt so, dass zunächst Sie als die Partnerin die Vermutung haben, die Veränderungen des geliebten Menschen könnten etwas mit der Krankheit »Depression« zu tun haben. Die Veränderungen werden von dem Betroffenen vielleicht lange ignoriert, weil die Möglichkeit, »dass etwas mit mir nicht stimmen könnte« oder »etwas mit mir nicht in Ordnung ist« bei ihm Angst auslöst. Wenn der Schritt, zu einem

Arzt zu gehen, für den Betroffenen noch zu groß ist, können Sie als Partnerin den anderen vielleicht wenigstens dazu bewegen, Informationsmaterial oder ein Selbsthilfebuch wie dieses zu lesen, um abzuklären, ob diese Vermutung in die richtige Richtung geht. Auch ein Selbsttest im Internet, z. B. auf der Homepage der Deutschen Depressionshilfe (s. Kap. 8), kann Sie weiterbringen.

Häufigkeit und Vielfältigkeit der Depression. Die Depression ist ein häufiges Krankheitsbild. In Deutschland erkranken ca. 6 Millionen Frauen und Männer im Laufe eines Jahres an einer Depression (Wittchen, 2010). Auch wenn kaum jemand darüber redet, sind Sie in Ihrer Situation bei weitem nicht allein. Gleichzeitig ist jeder und jede von Ihnen aber auch einzigartig. Wie stark die Depression ausgeprägt ist und wieviel Raum sie lässt für das bisherige »normale« Leben, werden Sie allmählich selbst herausfinden müssen. Manche Menschen leiden nur einmal an einer Depression. Für andere wird die Depression eine immer wiederkehrende Begleiterin, die nach Phasen der Erholung zurückkehren kann. Obwohl die Depression so häufig ist, sind ihre Erscheinungsformen sehr vielfältig, so wie die betroffenen Menschen in ihrer Lebenssituation, ihren Lebensvorstellungen und Lebensentwürfen sehr vielfältig sind.

Welche Bereiche ganz konkret bei Ihnen beeinträchtigt sind, müssen Sie miteinander herausfinden. Dies klingt einfacher als es ist, denn dies ist im Alltag tatsächlich häufig nicht offensichtlich. Ist jemand »nur« schlecht gelaunt, traurig, gereizt, erschöpft und energielos oder doch »depressiv« im Sinne von »krank« – das ist eine Frage, die lange im Raum stehen kann und ungeklärt bereits Paarkonflikte hervorruft. »Krank« bedeutet, dass sich ein depressiver Mensch nicht »einfach mal zusammenreißen« kann. Die Depression ist auch mit komplizierten Veränderungen im Gehirnstoffwechsel verbunden. Es ist bis heute nicht ganz geklärt, was bei Depressionen im Gehirn geschieht; relativ sicher ist, dass ein Ungleichgewicht der Neurotransmitter Serotonin und Noradrenalin eine Rolle bei der Depression spielen. Sie bewirken, dass allein mit Willenskraft das Leiden nicht zu überwinden ist. Ebenso verursachen Depressionen körperliche Veränderungen, wie Schlafstörungen oder eine geringere Bewegungsfähigkeit, die Sport im Fitnessstudio oder jede Form von körperlicher Arbeit sehr anstrengend oder unmöglich machen. Die Konzentrationsfähigkeit ist oft eingeschränkt, was die Arbeitsfähigkeit sehr beeinträchtigen kann.

Wechsel der Perspektive. Das Anerkennen der Depression als Krankheit ermöglicht Ihnen beiden einen Wechsel der Perspektive, den Sie zur Verbesserung der Situation unbedingt brauchen. Im Alltag ist es allerdings immer wieder herausfordernd zu unterscheiden, ob z. B. die Beteiligung an Haushaltspflichten wegen der Krankheit nicht möglich ist oder ob Desinteresse vorliegt. Falsche Einschätzungen führen sehr häufig zu Enttäuschungen und Reibereien.

Tabelle 1.1 soll Ihnen helfen, die wichtigsten Symptome zu erkennen und zu verstehen, welche Fehldeutungen und Belastungen für Sie selbst und die Partnerschaft daraus entstehen können. Den Fehldeutungen wird eine realistische Einschätzung der Situation gegenübergestellt. Diese realistische Einschätzung hilft beim Wechsel der Perspektive, die Depression als Krankheit zu sehen.

Tabelle 1.1 Mögliche Fehldeutungen der Symptome durch den Partner

Symptom der Depression	Typische Fehldeutungen der Partner	Realistische Einschätzung
Energieverlust, geringere körperliche Belastbarkeit	»Du hast kein Interesse an der Partnerschaft und den gemeinsamen Aktivitäten.« »Du bist egoistisch und bequem, denn du vernachlässigst die Pflichten im gemeinsamen Alltag.«	Die Krankheit kann die körperliche Funktionsfähigkeit stark beeinträchtigen. Zwar sind körperliche Tätigkeiten oft weiter möglich, aber danach erfolgt dann eine große Erschöpfung und ein hoher Ruhebedarf.

Symptom der Depression	**Typische Fehldeutungen der Partner**	**Realistische Einschätzung**
Gefühlsleere, Unfähigkeit Freude zu empfinden	»Unsere Liebe ist verschwunden. Ich bin dir gleichgültig geworden. Unsere Partnerschaft hat keinen Sinn und Wert mehr.«	Die Krankheit hat eine erhebliche Auswirkung auf die Gefühlswelt. Positive Gefühle sind stark abgeschwächt oder gar nicht mehr vorhanden.
Ängstlichkeit, Gereiztheit	»Du bist ungerecht und unfair, weil du um kleine Fehler einen großen Wirbel machst mit vielen lauten Vorwürfen, die kein Ende nehmen.« »Du willst mich kontrollieren und einengen.«	Die Krankheit verstärkt zum Teil negative Gefühle wie Ängstlichkeit oder Ärger erheblich. Mit der Kontrolle soll Angst bekämpft werden.
Konzentrationsschwierigkeiten, Gedankenkreisen	»Du hörst mir nicht mehr zu. Du nimmst mich nicht ernst.«	Die Krankheit kann einen starken Einfluss auf die Gedankenwelt eines Menschen haben.
Selbstwertzweifel, Hoffnungslosigkeit	»Dass ich dich liebe, ist dir nicht wichtig. Es ist dir wichtiger, was andere über dich denken oder was in deinem Beruf geschieht.«	Gerade solche Gedanken wie »Ich bin nichts wert.«, »Meine Situation ist völlig verfahren.«, sind sehr typische Auswirkungen einer Depression.

Nicht bei allen Betroffenen treten alle diese Symptome auf, auch das Gewicht, das den verschiedenen Symptomen zukommt, ist sehr unterschiedlich. Die Depression kann sich auf drei Lebensbereiche erstrecken:

- auf körperliche Erfahrungen und Verhaltensweisen
- auf das emotionale Empfinden
- auf die Gedankenwelt

Nicht bei jedem Erkrankten sind alle drei Bereiche betroffen.

Wichtig

Wenn die negativen Gedanken so stark werden, dass sogar der Gedanke aufkommt, sich das Leben zu nehmen, sollten Sie sich unverzüglich in eine Klinik begeben. Nehmen Sie als Partnerin solche Äußerungen ernst und bewegen Sie Ihren Partner zu einer umgehenden ärztlichen Behandlung!

Um gemeinsam klarer zu sehen und die verhängnisvollen Fehldeutungen zu vermeiden, ist es wichtig, dass Sie sich Gedanken machen, wie sich die Depression ganz konkret bei Ihnen zeigt. Übung 1 kann Sie hierbei unterstützen.

Wenn Sie über Ihre Einschätzung ins Gespräch kommen, hilft Ihnen das dabei, sich in den anderen hineinzuversetzen und auf Ihre jeweiligen Bedürfnisse einzugehen. Bei dieser Übung geht es darum, Beobachtungen und Wahrnehmungen in Bezug auf die Depression auszutauschen. Die Liste enthält die wichtigsten Symptome der Depression. Es geht einmal darum zu verstehen, welche der Symptome einer Depression bei Ihnen auftreten. Daneben wird gefragt, welche Auswirkungen die Krankheit in Ihrem gemeinsamen Leben hat. Sich dies deutlich zu machen, kann zunächst schmerzlich sein, öffnet aber den Weg zum Besseren.

Behalten Sie vor allem eines im Blick: Da es sich um eine Krankheit handelt, trägt niemand an diesen Auswirkungen Schuld.

Machen Sie sich deshalb keine Selbstvorwürfe oder gegenseitigen Vorwürfe. Versuchen Sie zunächst nur, die Situation so zu verstehen, wie sie ist. Gegenseitige Schuldzuweisungen erübrigen sich, wenn Sie wissen, dass es eine Krankheit ist, die die Widrigkeiten verursacht.

Übung 1 • Kennzeichen der Depression erkennen

Kreuzen Sie jeder für sich in der folgenden Auflistung das für Sie Zutreffende an und tauschen Sie sich anschließend darüber aus. Überlegen Sie gemeinsam, welche Auswirkungen die Symptome auf Sie als Paar haben.

Was ich an mir erlebe (erkrankte Person) oder was ich an dir beobachte (Partner):

Im körperlichen Bereich:

- ❐ Energielosigkeit
- ❐ erhöhtes Ruhebedürfnis
- ❐ Schlaflosigkeit
- ❐ Appetitlosigkeit
- ❐ mehr Appetit
- ❐ sexuelle Lustlosigkeit

Im emotionalen Bereich:

- ❐ Verlust der Fähigkeit, Freude zu empfinden
- ❐ Gefühlsleere
- ❐ Ängstlichkeit
- ❐ Gereiztheit

Im gedanklichen Bereich:

- ❐ Konzentrationsschwäche
- ❐ Gedankenkreisen
- ❐ Gedanken der Hoffnungslosigkeit
- ❐ Gedanken der Wertlosigkeit
- ❐ Gedanken, versagt zu haben
- ❐ Gedanken, schuldig zu sein

Da die negativen Auswirkungen für Sie und Ihre Partnerschaft eine Folge der Depression sind, können Sie die berechtigte Hoffnung haben, dass sie sich nach dem Abklingen der Erkrankung wieder zurückbilden werden. Damit dies geschieht, muss sich die erkrankte Person aber in ärztliche Behandlung oder Therapie begeben, um eine sichere Diagnose zu erhalten. Deshalb lautet die erste und grundlegende Regel:

Wichtig

Wenn Sie bei sich oder Ihrer Partnerin eine depressive Erkrankung vermuten, suchen Sie einen Arzt oder Psychotherapeuten auf.

Diagnose. Eine Diagnose öffnet die Tür zu medikamentösen und psychotherapeutischen Behandlungsmöglichkeiten. Sie weist Ihnen einen Weg, was Sie selbst tun können – und auch tun müssen –, damit es Ihnen wieder besser geht. Sie ist der Startpunkt, von dem aus sich der belastende gegenwärtige Zustand überwinden oder wenigstens verbessern lässt. Für Sie beide ist dieses Wissen um mögliche positive Veränderungen wichtig, um die Belastungen leichter ertragen zu können.

Dauer der Erkrankung. Wie lange eine Depression dauern kann, ist sehr unterschiedlich. In den meisten Fällen tritt nach spätestens einem halben Jahre eine Verbesserung ein. Manchmal verläuft eine Depression aber auch chronisch oder kann wiederkehren. Aber auch in diesen Fällen wird es meistens wieder längere Lebensabschnitte geben, in denen es keine Beeinträchtigungen gibt.

Verschiedene Formen der Depression. Eine weitere ärztliche oder psychotherapeutische Behandlung wird die erste Diagnose noch präzisieren. Es wird sich u. a. zeigen, ob die Depressionen auch mit anderen psychischen Beeinträchtigungen, wie z. B. Angststörungen oder Süchten, verbunden sind. Außerdem können die Depressionen von Fachleuten in verschiedene Kategorien aufgeteilt werden. Eine Unterscheidung ist die zwischen einer depressiven Episode und einer Dysthymie. In einer depressiven Episode sind die Symptome sehr stark, klingen aber in der Regel nach zwei bis drei Monaten ab. Bei einer Dysthymie sind sie schwächer, können aber viel länger andauern.

Eine weitere wichtige Unterscheidung sind unipolare und bipolare Depressionen. Unipolar bedeutet, dass sich die Depression nur in einer Richtung zeigt, und zwar in der bedrückenden Weise des Energieverlusts und der Niedergeschlagenheit. Bipolare Störungen wirken sich in zwei Richtungen aus, neben den Phasen der Niedergeschlagenheit gibt es auch Phasen eines extremen Hochgefühls und des Aktionsdrangs. Die übertrieben optimistische Sicht und die Überaktivität in diesen Phasen sind für die Familien ebenfalls belastend, weil der Realitätssinn des Erkrankten verlorengeht und seine Ruhelosigkeit den Familienalltag hektisch und chaotisch macht. Manche Depressionen sind auch von biologischen Umständen abhängig, wie z. B. dem Monatszyklus der Frau, oder sie sind jahreszeitlich bedingt. All dies wird genauer untersucht werden müssen, um die richtige Therapieform zu finden.

Therapie. Da Psychiater und Psychotherapeuten oft eine lange Warteliste haben, wird in den meisten Fällen der Hausarzt die erste Anlaufstelle sein. Er kann oft auch schon eine medikamentöse Therapie einleiten. Sie brauchen keine Sorge zu haben, dass antidepressive Medikamente Ihre Persönlichkeit verändern. Diese Medikamente können einerseits die Energielosigkeit bekämpfen und andererseits den seelischen Schmerz und die Unruhe abmildern. Es ist so, als wenn Sie einen Schutzmantel anlegen würden. Sie bleiben die gleiche Person. Oft helfen Medikamente, wenigstens ein Stück Alltagsnormalität aufrechtzuerhalten. Sie wirken allerdings erst nach einigen Wochen und sind bei verschiedenen Personen unterschiedlich wirksam. Zum Glück gibt es eine ganze Reihe verschiedener Wirkstoffe. Bis die richtigen Medikamente gefunden sind, braucht es oft Geduld. Werden Ihnen Medikamente verschrieben, bleiben Sie mit Ihrem Arzt oder Therapeuten darüber im Gespräch, wie Sie damit zurechtkommen (gefühlte Wirksamkeit, Befinden). Setzen Sie sie nicht eigenständig ab.

Psychotherapeutinnen müssen Sprechstunden für eine erste Orientierung anbieten, bei der Schritte für eine weitere Therapie geklärt werden können. Wenn Sie Schwierigkeiten haben, einen freien Termin zu finden, helfen Ihnen die Terminvergabestellen der kassenärztlichen Vereinigungen unter Tel. 116117. Nach den ersten Gesprächen kann es trotzdem zu längeren Wartezeiten kommen. Wenn Ihre Depression nur leicht ausgeprägt ist, können Sie bereits viel in Selbsthilfe für sich tun, indem Sie eigens für diese Situation konzipierte Apps nutzen oder Selbsthilfeliteratur wie diese lesen. Diese Möglichkeiten können Ihnen auch helfen, eine Wartezeit bis zu einer Therapie sinnvoll zu nutzen. Hinweise zu Therapieangeboten und weiteren Selbsthilfemöglichkeiten finden Sie in Kapitel 8.

Welche Art von Therapie am besten geeignet ist, hängt auch von den Ursachen einer Depression ab. In manchen Fällen wird dies eine medikamentöse, in anderen eine psychotherapeutische Therapie sein. Oft werden beide Therapieformen gleichzeitig angewendet. Auch eine medikamentöse Therapie mit Onlineunterstützung oder in Kombination mit Selbsthilfe ist möglich. Lassen Sie sich von Ihrer Ärztin beraten. Zunächst ist jedoch ein erstes Verständnis der Ursachen wichtig; dies kann Ihnen helfen, den Ansatzpunkt für Verbesserungen zu finden.

1.2 Auslöser und Ursachen verstehen

Zu dem ersten Schritt, ein gemeinsames Verständnis der Depression zu gewinnen, gehört auch, die möglichen Auslöser und Ursachen für die Erkrankung zu kennen. Neuere Forschungsansätze gehen davon aus, dass mehrere Faktoren vorhanden sein müssen, damit es zu einer depressiven Erkrankung kommt. Es wird daher auch bei Ihnen wahrscheinlich nicht nur eine Ursache für die Erkrankung geben.

Das grundlegende Erklärungsmodell. Nach heutigem Kenntnisstand sind es diese drei Faktoren, die in unterschiedlicher Weise vorhanden sein müssen, damit eine Depression zum Ausbruch kommt:

(1) aktueller Stress in der gegenwärtigen Lebenssituation

(2) lebensgeschichtliche Verlusterfahrungen
(3) eine genetisch bedingte biologische Anlage

Man spricht auch von einem »Vulnerabilitäts-Stress-Modell«. Die genetische Anlage und frühere Erfahrungen verursachen eine Verletzbarkeit (Vulnerabilität), der aktuelle Stress wird zum konkreten Auslöser.

Welcher dieser drei Faktoren in einem einzelnen Fall das größte Gewicht hat, unterscheidet sich sehr stark. Die Faktoren können sich auch gegenseitig überlappen, z.B. wenn der Vater oder die Mutter sich selbst getötet hat, ist das für ein Kind eine gravierende Verlusterfahrung, die das Kind unmittelbar anfällig für psychische Erkrankungen machen kann. Vielleicht zeigt sich diese Anfälligkeit aber auch erst in späteren ähnlichen Situationen. Gleichzeitig liegt beim Kind dann wahrscheinlich auch eine genetische Anfälligkeit für eine Depression vor.

Belastende Ereignisse. Wenn Sie darüber nachdenken, wann Sie oder Ihre Partnerin angefangen haben, sich niedergeschlagen und energielos zu fühlen, werden Sie oft auf eine besonders schwierige Situation stoßen, die Ihr Leben verändert hat. Depressionen haben meistens einen Auslöser in aktuellem oder chronischem Stress. Sie haben vielleicht einen lieben Menschen durch den Tod verloren, Enttäuschungen mit Kollegen oder Verwandten erlebt oder Sie haben Sorgen wegen Ihrer finanziellen Situation oder um den Arbeitsplatz, vielleicht haben Sie sogar bereits Ihre Arbeit verloren oder sind gerade in den Ruhestand gegangen. Es kann aber auch gut sein, dass Ihre Partnerschaft gerade sehr unbefriedigend ist, dass Sie sich häufig streiten, Angst vor einer Trennung haben oder selbst so enttäuscht sind, dass Sie über eine Trennung nachdenken. Auch solche tiefergehenden Partnerschaftskonflikte können der Auslöser für eine Depression sein.

Es wäre aber zu kurz gedacht, in diesen belastenden Ereignissen allein die Ursache für die Depression zu sehen. Der Tod eines nahen Angehörigen, der Verlust des Arbeitsplatzes, finanzielle Schwierigkeiten, dauernder Streit in der Partnerschaft, lösen natürlich auch Niedergeschlagenheit und viele andere Beschwerden aus. Dies ist aber noch keine Depression. Trauer kann nach einiger Zeit geringer werden, auf Arbeitslosigkeit kann mit aktiver Arbeitsplatzsuche reagiert werden. Aber manche Menschen können diese Schritte zur Bewältigung einer aktuellen Krise nicht gehen. Der aktuelle Stress kann oft nicht bewältigt werden, weil er auf eine schon vorhandene besondere Anfälligkeit für Depression stößt. Wenn z. B. Arbeitslosigkeit eine Depression auslöst, bedeutet dies, dass jetzt Energielosigkeit und Selbstzweifel auftreten können. Deshalb wird die Depression es erschweren, Bewerbungen zu schreiben oder sich in Vorstellungsgesprächen gut zu präsentieren. Eine Abwärtsspirale beginnt.

Paarkonflikte. Ähnlich kann es bei Partnerschaftskonflikten sein. Eine Verletzung oder andauernde Enttäuschung durch den Partner kann Auslöser für eine Depression sein. Aber die Depression aktiviert auch vergangene Glaubenssätze und Bindungsmuster, die es unmöglich machen, zu einer Versöhnung und dem Wiederaufbau von Vertrauen zu kommen. Das subjektive Empfinden ist dann oft: »Ich bin depressiv, weil meine Partnerschaft schlecht ist.«, »Mir ginge es gut, wenn mein Partner mich wirklich lieben würde.«. Wer diesen Eindruck von der Ursache seiner Niedergeschlagenheit hat, merkt nicht, dass die Depression den Paarkonflikt weiter antreibt. Dadurch können Paarkonflikte unlösbar werden, obwohl guter Wille und Kompromissbereitschaft auf beiden Seiten vorhanden sind. Wenn Sie sich seit Wochen in einer immer wiederkehrenden Spirale von Vorwürfen und Gegenvorwürfen befinden, und es Ihnen schwerfällt, die Gefühle des anderen nachzuvollziehen, kann dies ein Zeichen dafür sein, dass depressives Denken die Konflikte unlösbar werden lässt. Ihre Partnerschaft wird sich aber bessern, wenn die Depression abklingt. Diesen verhängnisvollen Denkmustern und Glaubenssätzen sind deshalb Kapitel 4 und 5 dieses Buches gewidmet.

Die Depression bewirkt, dass schlechte Erfahrungen sehr stark und gute Erfahrungen kaum in der Erinnerung abgespeichert werden. Die Anzeichen, die es für die Liebe des Partners gibt, werden übersehen, die Fehler, die er macht, sehr hoch gewertet. Zwischen

Partnerschaftskonflikten und Trennungen einerseits und der Depression andererseits gibt es einen sehr engen wechselseitigen Zusammenhang (Beach et al., 1990). Nach einer Umfrage der Stiftung Depressionshilfe im Jahr 2018 fühlen sich 85 % der Erkrankten von ihren Partnern unverstanden, bei 45 % kommt es zu Trennungen. Partnerschaftskonflikte können zu Depressionen führen, Depressionen führen aber auch oft zu Partnerschaftskonflikten, weil sie die Fähigkeit zur Problemlösung beeinträchtigen. Dies zeigt, wie wichtig es ist, bei einer Depression gut auf die Partnerschaft zu achten und als Paar gemeinsam dagegen anzugehen. Viele Trennungen und das mit ihnen verbundene Leid wären dann zu verhindern.

Frühe Lebenserfahrungen. Die Hauptursache einer Depression können auch Kindheitserfahrungen sein, die von Verletzungen oder unzureichender Unterstützung geprägt waren. Ein Kind kann solche Erfahrungen glücklicherweise zu seinem Schutz oft zunächst verdrängen, und es findet oft Strategien, trotz dieser Verletzungen sich ausreichend zu entwickeln. Diese Kinder haben dann von sich selbst den Eindruck, sich gut gegenüber den Erfahrungen im Elternhaus abgegrenzt zu haben. Dass kindliche Verletzungen bei der jetzigen Niedergeschlagenheit eine große Rolle spielen, ist dann nicht auf den ersten Blick einsehbar.

Diese Strategien der Kindheit, sich vor Verletzungen zu schützen (z. B. hohe Leistungsorientierung oder sich in Abhängigkeit zu stärkeren Menschen begeben) können allerdings meistens nicht über das ganze Leben durchgehalten werden und blockieren zudem manchmal angemessene Reaktionen auf neue Situationen. Unter hohem Stress funktionieren sie außerdem nicht mehr. Dann werden Gefühle und Verhaltensmuster aktiviert, die in der Kindheit angemessen waren, aber das Leben des Erwachsenen und seine Beziehungen zu anderen Erwachsenen erschweren.

Beispiel

Vanessa ist in einem Alkoholikerhaushalt aufgewachsen. Die Ausfälle des Vaters während seiner Trinkphasen waren für sie bedrohlich. Ihre Mutter verbrauchte ihre ganze Energie darin, die Alkoholsucht des Vaters nach außen nicht sichtbar werden zu lassen. Vanessa bekam sehr wenig Aufmerksamkeit und Bestätigung durch die Eltern. Sie fand Anerkennung und Halt zunächst in ihrer Jugend-Clique und dann bei Sven, von dem sie bereits mit 17 Jahren schwanger wurde. Ihre Ausbildung zur Erzieherin brach sie ab, bekam drei Jahre später ein zweites Kind und lebte zunächst zufrieden als Hausfrau und Mutter. Als Sven anfing, im Internet mit anderen Frauen zu flirten und sich sogar mit ihnen zu treffen, brach für sie eine Welt zusammen. Sie machte ihm heftige Vorwürfe, die er jedoch nicht ernstnahm. Er beschwichtigte sie, blieb aber weiterhin oft nach Feierabend lange weg. Sie versuchte, sein Handy und seinen Laptop zu kontrollieren, was er aber vereitelte. Dies erhöhte ihr Misstrauen und ihre Eifersucht. Die Vorwurfsszenen wurden immer häufiger. Sie wollte sich aber nicht trennen, weil sie sich ein Leben ohne Sven nicht vorstellen konnte. Sie entwickelte eine Depression.

Die Strategie, durch die sie ihre Jugend zunächst ohne psychische Beeinträchtigung überstanden hatte, wurde im Verlauf ihres Lebens brüchig. Den Stress der partnerschaftlichen Konflikte kann sie nicht durch eine Trennung beenden. Dadurch wird der aktuelle Stress zum Auslöser einer Depression. Es wäre aber verkürzt zu sagen, Sven sei der Grund für ihre Depression. Das stimmt nur zum Teil. Eher ist es so, dass der Schutz, den die Beziehung zu Sven gebildet hatte, durch sein aktuelles Verhalten zusammenbricht.

Familiäre Vorbelastung. Im Hinblick auf die genetischen Ursachen gibt es Familien, in denen die genetische Veranlagung zu einer psychischen Erkrankung bereits so hoch ist, dass nur wenige Familienmitglieder aufgrund günstiger Lebensbedingungen von einer psychischen Erkrankung verschont bleiben.

Auch geringer gegenwärtiger Stress, der auch außerhalb der Partnerschaft liegen kann, wie z. B. die Kritik von Vorgesetzten oder Kollegen oder eine ausbleibende Beförderung, kann in solchen Fällen, in denen die genetische Verwundbarkeit hoch ist, zum Ausbruch einer Depression führen.

Biologische Ursachen. Weitere biologische Ursachen für eine Depression können in hormonellen Veränderungen liegen, was die Zeit der Schwangerschaft und Geburt besonders kritisch für den Ausbruch eine Depression macht. Dies könnte ein Grund dafür sein, warum Frauen häufiger als Männer von einer Depression betroffen sind. Andere Menschen reagieren sehr empfindlich auf den Lichtmangel im Winter und haben regelmäßig mit jahreszeitlich auftretenden Stimmungsschwankungen zu kämpfen.

Die Form der Depression, die sich mit euphorischen und sehr aktiven Phasen abwechselt, scheint in hohem Maß biologisch bedingt und vererbbar zu sein, und ist meistens gut durch Medikamente zu beeinflussen. Sie wird »bipolar« genannt, weil sich die extremen Gefühlslagen »himmelhochjauchzend« und »zu Tode betrübt« abwechseln.

Alle diese Fragen sollten geklärt werden, um die richtige Therapie zu finden. Medikamente sind vor allem bei schweren und biologisch stark mitbedingten Depressionen sehr hilfreich. Eine Psychotherapie wird auch die lebensgeschichtlichen Aspekte berücksichtigen.

Selbsteinschätzung. Sie werden sich auch selbst besser auf die Erkrankung einstellen können, wenn Sie eine realistische Vorstellung von den Ursachen haben. Für die Partnerschaft ist es vor allem wichtig zu erkennen, wie groß der Anteil der Enttäuschungen und Verletzungen in der Partnerschaft an der Entstehung der Depression ist. Wenn er sehr hoch ist, kann eine Verbesserung der Partnerschaft die depressiven Symptome verringern. Oft wird dieser Anteil aber von den Betroffenen selbst überschätzt. Dies liegt daran, dass partnerschaftliche Streitigkeiten im heutigen Alltag geschehen und daher unmittelbar im Gedächtnis sind. Die lebensgeschichtlichen Erfahrungen liegen dagegen oft lange zurück. Zu unserem eigenen Schutz vergessen wir sie oft oder nehmen sie in ihrer Schwere nicht wahr. Auch an die möglichen biologischen Ursachen denken die meisten Menschen zunächst nicht. Erst die gezielte Suche nach Informationen, z. B. über familiäre Vorbelastungen, oder gezielte Beobachtungen, etwa über die Abhängigkeit von der Jahreszeit macht sie sichtbar. In sehr vielen Fällen stellt sich bei genauerem Hinsehen heraus, dass es auch schon vor der Partnerschaft Anzeichen für eine psychische Verletzbarkeit gab. Dann ist es sehr unwahrscheinlich, dass die Partnerschaft die vorrangige Ursache der Depression ist.

Als Partnerin geht es Ihnen vielleicht umgekehrt. Sie sehen die Auffälligkeiten in der Schwiegerfamilie aus der Distanz möglicherweise stärker. Ihr eigener Beitrag kann Ihnen eher unbewusst sein. Eine gute Form, mit solchen unterschiedlichen Einschätzungen umzugehen, ist, anzunehmen, dass Sie beide Recht haben und zwei Personen mehr sehen als einer allein. Zu streiten, wer Recht hat, ist nicht hilfreich. Die tatsächlichen Ursachen sind nämlich in vielen Fällen mit letzter Sicherheit nicht feststellbar. Besser ist es, sich so zu verhalten, als wenn an der Meinung des anderen auch etwas Wahres dran sein könnte.

In Übung 2 erhalten Sie Anregungen, um sich auf die Suche nach den möglichen Ursachen der Depression in Ihrem ganz persönlichen Fall zu machen. Es ist sehr gut möglich, dass sich Ihre Sicht im Verlauf einer Therapie verändern wird. Dennoch kann Ihre Vorstellung, was die Depression verursacht hat, schon von Anfang an Ihren Umgang mit der Krankheit beeinflussen. Wenn Sie beide sehr unterschiedliche Vermutungen dazu haben, kann dies auch ein erheblicher Grund für Paarkonflikte sein.

Übung 2 • Selbstreflexion zu den Ursachen der Depression

Wie sehen Sie selbst die Ursache Ihrer Depression? Eine letzte Sicherheit über genaue Ursachen wird es nicht geben können. Dennoch kann es hilfreich sein, Ihre Annahmen mit dem Partner auszutauschen, da diese Annahmen ihr Verhalten beeinflussen. Eine gemeinsame Sichtweise, was zur Entstehung der Depression beigetragen hat, bietet eine gute Grundlage dafür, die Krankheit gemeinsam zu bewältigen.

Beantworten Sie als depressive Person die folgenden Fragen zunächst schriftlich für sich allein und erzählen Sie Ihrem Partner davon.

(1) Können Sie ein oder mehrere Ereignisse benennen, die Ihr Leben vor der Depression sehr belastet haben?
❒ Ja ❒ Nein

Welche waren das? ....

....

(2) Wie haben Sie die Situation in Ihrem Elternhaus erlebt? Gab es Belastungen (Trennungen, häufiger Streit, häusliche Gewalt, Existenzsorgen, Krankheiten von Familienmitgliedern, psychische Störungen oder Süchte)?
❒ Ja ❒ Nein

Welche waren das? ....

....

(3) Gibt es unter Ihren Verwandten mehrere Personen, die auch unter Depressionen leiden oder gelitten haben?
❒ Ja ❒ Nein

Wer ist das? ....

....

(4) Treten die Depressionen besonders zu bestimmten Zeiten

auf (im Winter, vor der Menstruation, im Zusammenhang mit Schwangerschaft und Geburt?)
❐ Ja ❐ Nein

Wann ist das? ....

....

(5) War der Zustand Ihrer Partnerschaft vor der Depression gut?
❐ Ja ❐ Nein

Welche Probleme gab es? ....

....

(6) Welcher Bereich hat nach Ihrer eigenen Einschätzung den größten Anteil an der Depression (biologisch, lebensgeschichtlich, aktueller Stress?)

....

....

Wählen Sie einen ruhigen Zeitpunkt, um die Ergebnisse Ihrem Partner mitzuteilen und seine Einschätzung dazu zu hören. Nehmen Sie sich ausreichend Zeit dafür.

Wenn Sie die Partnerschaftskonflikte für die vorrangige Ursache der Depression halten, ist die Gefahr sehr groß, dass Sie sich in einem Teufelskreis von Vorwürfen und Gegenvorwürfen befinden. Dadurch können sich Ihre Partnerschaft und die Depression weiter verschlechtern. Teilen Sie Ihrem Partner Ihre Einschätzung mit, aber versuchen Sie, möglichst auf diese Vorwürfe zu verzichten. Vertrauen Sie darauf, dass Sie durch die weiteren Übungen in diesem Buch Ihre Konflikte besser bewältigen und Ihre Partnerschaft verbessern können.

1.3 Erste Schritte nach der Diagnose

1.3.1 Was Sie als Partner tun können

Erwartungen reduzieren. Wenn eine depressive Erkrankung vorliegt, bedeutet dies zunächst einmal, dass Sie die Erwartungen an die Leistungsfähigkeit des Partners erheblich reduzieren müssen. Dies ist oft mit erheblichen Einschränkungen und Mehrarbeit für Sie verbunden, es kann Ihnen aber auch helfen, nicht immer wieder enttäuscht zu werden, weil der andere nicht so reagiert, wie Sie sich dies erhofft haben oder es evtl. gewohnt sind. Aber auch wenn das Wissen um die Krankheit prinzipiell da ist, ist es nicht immer leicht, es im Alltag anzuwenden.

Beispiel

Robert ist depressionsbedingt seit drei Monaten krankgeschrieben. Da ihm und Irina dadurch weniger Geld zur Verfügung steht, hat sie ihre Stundenzahl als Altenpflegehelferin erhöht. Da Robert nun den Tag über zuhause ist, erhofft sie sich, dass er einen größeren Teil der Hausarbeit übernimmt. Aber als Irina eines Tages ziemlich erschöpft nach Hause kommt, sitzt Robert auf dem Balkon und schaut in den Garten. In der Küche steht noch das gesamte Frühstücksgeschirr genauso herum, wie zu dem Zeitpunkt, als sie das Haus verlassen hat. Sie muss sich zwingen, mehrfach durchzuatmen, um nicht laut zu werden.

Auf Kritik verzichten. Nicht allen Angehörigen gelingt es, die Einsicht, dass der depressive Partner weniger leistungsfähig ist, so umzusetzen, dass sie sich mit Kritik an ihm zurückhalten. Dies zeigt eine etwas ältere, aber sehr interessante Studie (Hinchcliffe, 1975). In dieser Studie wurde das Verhalten von Angehörigen beim Krankenhausbesuch verglichen. Die einen besuchten einen Patienten, der wegen einer Depression stationär behandelt wurde, die anderen besuchten einen Angehörigen, der nach einem operativen Eingriff im Krankenhaus lag. Die Gespräche am Krankenbett unterschieden sich deutlich. Die Angehörigen der depressiv Erkrankten äußerten wesentlich mehr negative Gefühle und Kritik, während sich die Angehörigen der Patienten auf der chirurgischen Station um emotionale Unterstützung bemühten. Dies zeigt, dass eine körperliche Erkrankung viel leichter Mitgefühl und Verständnis hervorruft. Die Einschränkung ist sichtbarer und wird leichter als Einschränkung akzeptiert.

Sie müssen sich als Angehörige eines depressiv Erkrankten dagegen immer wieder vor Augen führen, dass der andere vieles, was sie sich von ihm erhoffen, schlechtweg nicht kann. Sie können sich den Vergleich, der in der Studie gemacht wurde, gedanklich zu eigen machen und sich fragen: »Wie würde ich reagieren, wenn mein Partner wegen einer schweren körperlichen Erkrankung arbeitsunfähig wäre?« Wie wäre es für Irina, wenn Robert mit einem Gipsbein auf dem Balkon säße? Welche Erwartungen würde sie dann an ihn richten?

Vieles von der Kritik, die Ihnen eigentlich auf der Zunge liegt, wird sich erübrigen, wenn Sie die Situation mit einer schweren körperlichen Erkrankung gleichsetzen. Das führt zu dem ersten wichtigen Grundsatz, der für die Bewältigung der Krankheit wichtig ist.

Regel 1

Passen Sie Ihre Erwartungen an Ihren Partner an seine eingeschränkten Möglichkeiten an. Reduzieren Sie dadurch Vorwürfe und Kritik.

Keine Ratschläge. Für Sie als Partnerin ergibt sich aus dem Wissen, dass eine depressive Erkrankung vorliegt, noch eine andere Konsequenz: Machen Sie sich bewusst, dass das, was der andere durchmacht, nicht mit den unangenehmen Stimmungen, die Sie von sich selbst kennen, vergleichbar ist. Eine Depression ist keine gewöhnliche Lustlosigkeit oder traurige Stimmung. Sie ist etwas qualitativ ganz anderes, was sich einem anderen Menschen, der diesen Zustand nicht kennt, schwer beschreiben lässt.

Wenn Kranke versuchen, ihren Zustand zu beschreiben, ist darin oft von dem Gefühl der Schwere die Rede: »… als wenn ich Blei in den Gliedern hätte«, »als wenn ein großes Gewicht mich niederdrücken würde«, »als wenn an meinen Füßen Zementkugeln hingen«. Oder es wird die Freudlosigkeit hervorgehoben: »… als wenn alle Farben verschwunden wären«, »als wenn alles nur noch von einem großen Nebel umgeben ist«, oder »wie eine unendliche Müdigkeit, bei der man trotzdem nicht schlafen kann«, »ein unheimlicher Schmerz, der alles durchdringt«.

Wer es wirklich verinnerlicht hat, dass eine depressive Erkrankung ein ganz eigener Zustand ist, wird sich hüten, Ratschläge zu geben und Sätze wie z. B. diese aus seinem eigenen Erfahrungsschatz beizusteuern: »Geh doch mal laufen. Ich habe morgens auch nie Lust, mich aufzumachen, aber wenn ich die ersten fünf Kilometer erst mal hinter mir habe, geht es mir gut.« oder »Geh doch mal raus. Du musst wieder unter andere Leute kommen, damit du auf andere Gedanken kommst.« oder »Mir geht es auch nicht immer gut. Aber ich reiße mich dann zusammen.«

Regel 2

Verzichten Sie darauf, dem Kranken Ratschläge zu erteilen.

Wenn die ersten Empfehlungen für Sie als der Angehörigen lauten: Erwartungen herunterschrauben, keine Vorwürfe, keine Kritik und keine Ratschläge, dann bedeutet das, dass Sie sich angesichts der Krankheit erst einmal in einer passiven und ohnmächtigen Rolle befinden. Was auf diesem Weg erreicht werden kann, ist Schadensbegrenzung. Dem Kranken sollen durch die Reaktionen seiner Umwelt keine zusätzlichen Lasten aufgebürdet werden. Besserung bringt dies noch nicht. Die Einzige, die Ihnen aus dieser hilflosen Rolle angesichts der Krankheit heraushelfen kann, ist die depressive Person selbst. Damit das möglich wird, muss diese aber zunächst selbst einige wichtige Schritte gehen und benennen können, welche Art von Unterstützung sie braucht.

Alltagsroutine. Bevor es so weit ist, können Sie gegen die Krankheit zunächst einmal nichts tun. Diese ohnmächtige Wartesituation ist schwer auszuhalten. Trotzdem sind Sie sehr wichtig. Denn je nach Schwere der Erkrankung können und müssen Sie etwas für den Erkrankten und für sich selbst tun. Es ist jetzt Ihre Aufgabe, den äußeren Rahmen des gemeinsamen Lebens weiter aufrechtzuerhalten. Wenn sich gemeinsame kleine Kinder im Haushalt befinden, hat es sogar vordringlichen Charakter, diesen weiterhin einen geschützten Raum zu bieten. Sie brauchen Aufmerksamkeit für ihre Bedürfnisse, Sorgen und Probleme. Sie brauchen auch einen verlässlichen Tagesrhythmus, der ihnen Halt und Orientierung bietet. Dieser Rhythmus ist in einer so unsicheren Zeit auch ein Halt für die Erwachsenen. Der Haushalt ist zu erledigen, und manchmal geht es sogar darum, finanzielle Lücken zu schließen, wenn die Arbeitsfähigkeit Ihres Partners für längere Zeit und vielleicht sogar auf Dauer nicht gewährleistet ist. Eine zentrale Aufgabe für Sie lässt sich daher in der folgenden Empfehlung festhalten:

Regel 3

Halten Sie die Alltagsroutine aufrecht.

Selbstfürsorge. Viele Angehörige haben Schuldgefühle, vielleicht weil sie nicht mehr für den Betroffenen tun können oder weil sie sich selbst besser fühlen als dieser. Halten Sie sich die möglichen Ursachen für die Depression und Ihre begrenzten Möglichkeiten, zur Heilung beizutragen, vor Augen. Hierdurch werden Sie unbegründete Schuldgefühle verringern können. Dass es Ihnen besser geht, ist für Sie beide wichtig. Nur wer sich selbst als gesund und stark erlebt, kann dem anderen ein guter Beistand sein.

Es ist deshalb keineswegs egoistisch, in dieser Zeit als Partnerin weiterhin die Dinge zu tun, die Freude bereiten, z. B. sich sportlich betätigen, Freunde oder Verwandte besuchen, Musik machen. Durch die zusätzlichen Belastungen wird die Zeit dafür wahrscheinlich geringer sein. Aber wenn Sie als Partnerin nicht gut auf sich selbst Acht geben, kann Depression leider auch »ansteckend« sein. Wenn Sie beide am Boden liegen, können Sie dem anderen nicht auf die Beine helfen. Deshalb ist die letzte Regel:

Regel 4

Achten Sie auf Ihr eigenes Wohlbefinden.

Die Erfahrung hat gezeigt, dass die folgenden Tipps helfen können, als Partner die eigene Gesundheit zu erhalten.

Tipps zur Selbstfürsorge für Partner

(1) **Achten Sie auf Ihre körperliche Gesundheit.** Um einem anderen Menschen Unterstützung geben zu können, müssen Sie selbst körperlich fit und gesund sein. Achten Sie darauf, genug zu essen und zu schlafen. Körperliche Aktivitäten können sehr hilfreich sein, um Stress abzubauen. Ein Spaziergang mit dem Hund, Gartenarbeit oder Sport können Ihnen helfen, Energie zu tanken. Probieren Sie Entspannungstechniken aus, lernen Sie z. B. Yoga oder Qigong.

(2) **Bitten Sie andere um praktische Hilfe.** Im Vergleich zu Ihrem Partner mag es Ihnen so vorkommen, als ginge es Ihnen gut, aber eine Depression bringt in der Regel so hohe Belastungen mit sich, dass Sie nicht alles allein schaffen können. Sie haben eine besondere Last zu tragen. Nehmen Sie deshalb ungeniert jede Hilfe an, die Ihnen angeboten wird. Überlegen Sie selbst, welche Arbeiten Sie auf andere übertragen könnten. Vielleicht fühlen sich Ihre

Kinder auch für ein paar Stunden bei den Großeltern oder Freunden wohl. Wenn Sie es sich leisten können, Hilfe im Haushalt zu engagieren, oder manchmal Essen nach Hause zu bestellen, machen Sie es.

(3) **Halten Sie Freundschaften aufrecht.** Da die Gemeinsamkeiten in der Partnerschaft sich oft verringern, ist es wichtig, dass Sie sich nicht von anderen Menschen entfremden und in soziale Isolation geraten. Sehr enge Freunde können Unterstützung und Verständnis aufbringen, andere Freunde können Ihnen wenigstens Abwechslung vom anstrengenden Alltag bieten, indem Sie z. B. gemeinsam ins Kino gehen, Sportereignisse anschauen oder Musik machen. Für Sie sind Treffen mit Freunden eine wichtige Auszeit und eine Gelegenheit, unbeschwerte und glückliche Momente zu erleben und aufzutanken.

(4) **Pflegen Sie Hobbys.** Wenn Sie weiterhin Tätigkeiten ausüben, die Ihnen Freude bereiten, haben Sie mehr Energie, die Sie in die Partnerschaft einbringen können. Sie erleben bei diesen Tätigkeiten, dass Sie eine eigenständige Person sind, die fähig und berechtigt ist, Ihr Leben zu genießen. Sie erhalten Bestätigung dafür, dass Ihr Leben auch außerhalb Ihrer Partnerschaft lebenswert und kostbar ist.

(5) **Wechseln Sie die Perspektive.** Bedrückende Probleme sehen manchmal kleiner aus, wenn man sie aus größerer Distanz betrachtet. Um Distanz herzustellen, hilft es oft, sich mit anderen Menschen darüber auszutauschen. Nehmen Sie am gesellschaftlichen und kulturellen Leben teil. Sie werden merken, dass Sie nicht die einzigen Menschen sind, die mit Sorgen zu kämpfen haben. Auch ein Tag in der Natur kann helfen, einen anderen Blickwinkel auf die eigenen Sorgen zu bekommen und in Distanz zum belastenden Alltag zu gehen. Wenn Sie am Meer den Wellen zuschauen, wenn Sie die Schönheit hoher Berge betrachten, wenn Sie die Weite hügeliger Landschaften genießen,

kann dies dazu beitragen, innerlich Distanz von Ihren Sorgen zu bekommen.

(6) **Akzeptieren Sie die Grenzen Ihrer Möglichkeiten.** Wenn Sie sich sehr häufig Gedanken darüber machen, was Sie noch tun und verbessern könnten, damit es Ihrem Partner besser geht, sind Sie vielleicht dabei, zu viel Verantwortung zu übernehmen. Rufen Sie sich ins Gedächtnis, welche Faktoren zur Auslösung einer Depression beitragen können. Viele können Sie nicht beeinflussen. Ihre Möglichkeiten sind begrenzt. Sie sind eine wichtige Person, aber dennoch liegt die Überwindung der Krankheit nicht in Ihrer Hand.

(7) **Holen Sie sich emotionale Unterstützung für sich selbst.** Verabschieden Sie sich von dem Ideal, alles allein schaffen zu müssen. Versuchen Sie nicht, ein »Geheimnisträger« zu sein, indem Sie die Krankheit überall verschweigen. Die Last wird zu groß, wenn Sie sie ganz allein tragen. Scheuen Sie sich nicht, vertrauenswürdigen Menschen Ihr Herz auszuschütten. Schauen Sie sich in Ihrer Umgebung nach Unterstützungsangeboten für Angehörige um. An vielen Orten gibt es Selbsthilfegruppen für Angehörige psychisch Erkrankter. Beratungsstellen stehen Ihnen mit professioneller Hilfe bei.

1.3.2 Was Sie als Betroffene tun können

Möglichkeiten nach der Diagnose. Wenn Sie die Diagnose »depressiv« erhalten haben, können Sie Ihrem bedrückenden Zustand zunächst einmal einen Namen geben und alle Hilfen nutzen, die dafür entwickelt wurden. Wenn Sie in Ihrem bisherigen Leben vorher sehr leistungsfähig und leistungsorientiert waren, fällt es sicher nicht leicht, diese Diagnose anzunehmen und sich selbst als jemanden zu akzeptieren, der Hilfe benötigt und kürzertreten muss. Wenn Ihre Symptome eher leicht bis mittelschwer sind, können

Sie durch die Reduzierung von unnötigem Stress und durch Selbsthilfe bereits viel erreichen. Für die Selbsthilfe werden in letzter Zeit zunehmend Onlinetherapien angeboten, mit deren Hilfe eine Linderung der Symptome möglich sein kann und Sie selbst aktiv werden können (z. B. die App »moodgym« der AOK). Auch Selbsthilfebücher wie dieses bieten die Chance, dass Sie etwas tun können, um sich besser zu fühlen. In Kapitel 8 finden Sie dazu weitere Empfehlungen.

Die Diagnose öffnet aber insbesondere bei mittelschweren bis schweren Depressionen, die sich z. B. schon auf die Arbeitsfähigkeit auswirken, den Weg zu Behandlungsmöglichkeiten, die jetzt in Betracht gezogen werden können. Der Arzt wird medikamentöse Mittel vorschlagen können, die in vielen Fällen wenigstens eine Abmilderung der Symptome bewirken. Wenn die Symptome sehr schwer sind, wird er eine unmittelbare Einweisung in eine Klinik veranlassen. Eine Klinik kann aber auch zu einem späteren Zeitpunkt in Betracht kommen, wenn sich zeigt, dass die ambulanten Hilfsmöglichkeiten nicht ausreichen. In den meisten Fällen wird aber vorher eine ambulante Psychotherapie in Frage kommen. Leider gibt es in vielen Regionen Deutschlands längere Wartezeiten für eine ambulante Psychotherapie. In diesem Fall können die oben genannten Selbsthilfemöglichkeiten auch genutzt werden, um die Zeit bis zur Therapie zu überbrücken. Auch die folgenden Hinweise können Ihnen helfen, Ihre Situation zu verbessern.

Gesunde Selbstanteile aktivieren. Nach der Diagnose ist es wichtig, sich selbst wieder als eine Person wahrzunehmen, die der Krankheit nicht völlig hilflos ausgeliefert ist. Wenn Sie weiterhin berufstätig sind oder Kinder versorgen, machen Sie sich bewusst, wieviel Sie noch schaffen können. Wenn Sie die übliche Alltagsroutine nicht mehr bewältigen können, müssen Sie die Teile Ihrer Persönlichkeit aktivieren, die von der Krankheit ausgenommen sind. Am Anfang sind das vielleicht nicht viele, denn die Depression beeinflusst nicht nur das Verhalten, sondern auch das Denken und Fühlen. Das macht sie zu einer so leidvollen und schwerwiegenden

Angelegenheit. Aber es ist sehr selten, dass gar nichts mehr an gesunden Fähigkeiten vorhanden ist. Sie sind vielleicht nicht mehr in dem Umfang und zu dem Zeitpunkt da, wie Sie es gewohnt waren. Aber wenn Sie z. B. zunächst nicht mehr regelmäßig um 6:00 Uhr aufstehen können, ist es ein Anfang, wenn Sie überhaupt im Lauf des Vormittags aufstehen, sich anziehen, ein Frühstück zu sich nehmen können. Das ist nicht nichts, sondern ein Zeichen, dass Fähigkeiten noch da sind, die weiter ausgebaut werden können.

Selbstbeobachtung. Eine Fähigkeit, die oft noch vorhanden und die gleichzeitig auf dem Weg zur Heilung sehr wichtig ist, ist die Fähigkeit zur Selbstbeobachtung. Sie können deshalb damit beginnen, sich selbst zu beobachten. Verändert sich die Schwere der Symptomatik im Laufe des Tages? Gibt es Ereignisse, die die Symptomatik zum Guten oder zum Schlechten beeinflussen? Gibt es noch Momente, in denen ein wenig Wohlgefühl aufkommt? Die Schritte zur Verbesserung werden meist sehr klein sein, und es wird viel Geduld brauchen, sich selbst auf diesem Weg ein wenig Erleichterung zu verschaffen. Ein erster Schritt ist deshalb, wahrzunehmen, was Ihnen guttut.

Schritt 1

Beobachten Sie, was Ihnen guttut.

Es gibt so vieles, was uns guttun kann. In der Depression ist die Wahrnehmung von diesen Dingen eingeschränkt, und es braucht einen Anstoß, die Aufmerksamkeit darauf zu lenken.

Übung 3 kann Ihnen dabei helfen, sich der kleinen guten Erfahrungen bewusst zu werden, die Sie im Verlauf eines Tages machen.

Übung 3 • Gute Momente wahrnehmen

Stecken Sie am Morgen zehn kleine Gegenstände in eine Ihrer Hosentaschen. Gut geeignet sind z. B. Bohnenkerne, aber Sie können auch Holzperlen oder kleine Kieselsteine verwenden. Sie dienen dazu, diejenigen Momente festzuhalten, in denen Sie im Tagesverlauf ein wenig Wohlgefühl spüren.

Wenn Sie während des Tages nun eine gute Erfahrung machen, oder wenn Sie ein inneres Wohlgefühl spüren, stecken Sie eine Bohne von der einen in die andere Hosentasche. Diese Momente können sehr klein sein. Beispiele könnten sein: Sie stehen unter der Dusche, benutzen ein gut duftendes Gel und fühlen sich anschließend erfrischt. Sie gehen einkaufen und werden freundlich von einem Bekannten gegrüßt. Sie sitzen auf einer Bank, und plötzlich kommt die Sonne hervor und wärmt Sie. Ihre Katze springt auf Ihren Schoß und Sie können sie streicheln.

Zählen Sie am Ende des Tages die Bohnen, die von der einen in die andere Tasche gewandert sind. Es ist nicht schlimm, wenn es nur wenige sind. Nehmen Sie sich einen Zettel und halten Sie diese Momente fest.

So entsteht eine Liste mit Glücksmöglichkeiten, die Hoffnung macht, dass auch Ihre Zukunft gute Momente für Sie bereithalten wird. Die Liste bildet gleichzeitig einen Hinweis, welche Situationen Sie aktiv suchen können, um Momente des Wohlfühlens zu erzielen.

Die Macht der Gedanken. Um sich besser zu fühlen, muss es weiter darum gehen, herauszufinden, wie viele Bereiche des Lebens durch die Depression beeinflusst werden. Dass die Antriebslosigkeit und die Freudlosigkeit Anzeichen einer Krankheit sind, ist Ihnen wahrscheinlich schnell einsichtig. Schwieriger ist es zu erkennen, dass auch Gedanken oder Gefühle von der Krankheit beeinflusst sein könnten. Gedanken haben die Eigenart, von uns als »wahr« empfunden zu werden, wir haben den Eindruck, dass sich darin Realität widerspiegelt. Es ist aber sehr wichtig, die Möglichkeit einzugestehen, dass unsere Gedanken auch von der Krankheit betroffen sein können. Wer sich selbst beobachtet, wird auch bemerken, dass sich die Gedanken ändern können, wenn sich unsere

Stimmung ändert, dass das, was gestern noch selbstverständlich schien, heute von uns selbst nicht mehr so gesehen wird.

Den eigenen Gedanken gegenüber eine misstrauische und vorsichtige Haltung einzunehmen, kann existenziell werden, wenn Gedanken auftauchen wie: »Mein Leben ist sinnlos.«, »Mir wird es nie wieder gut gehen.«, »Ich bin den anderen eine Last.«, »Meine Familie wäre besser dran ohne mich.«. Solche Gedanken sind nicht realistisch, sie sind eine Begleiterscheinung der Depression und nicht hilfreich. Realistisch ist, dass es Ihnen wieder besser gehen wird und dass Sie auch trotz Einschränkungen neue Ziele finden werden, die Ihrem Leben Sinn geben. Realistisch ist auch, dass Sie für die Menschen, zu denen Sie in Beziehung stehen, sehr wichtig sind, und dass es diesen Menschen eine sehr tiefe Wunde zufügen würde, wenn sie ohne Sie leben müssten.

Lassen Sie auf keinen Fall Ihr Handeln durch solche Gedanken beeinflussen. Suchen Sie die Nähe von Menschen auf, mit denen Sie über solche Gedanken sprechen können, oder telefonieren Sie mit Menschen, die Sie kennen oder mit Einrichtungen, die Hilfe anbieten. Begeben Sie sich an einen sicheren Ort, an dem Sie sich nichts antun werden. Wenn diese Gedanken sehr stark werden, wenden Sie sich an die nächstgelegene Klinik oder lassen Sie sich von Ihrem Partner/Ihrer Partnerin dorthin bringen. Dort wird man Ihnen helfen können, Ihren belastenden Zustand zu überwinden. Die Bedrückung und der Schmerz werden nachlassen. Es werden sich für Sie neue Perspektiven öffnen. Weitere Hinweise auf Hilfsmöglichkeiten finden Sie in Kapitel 8.

Diese Gedanken der Sinnlosigkeit bilden die die extremste Form der Verzerrungen, die sich durch die Depression einstellen können. Daneben gibt es viele weitere Gedanken, die unwillkürlich auftauchen, oder Gedankenmuster, die Sie tiefer in Gefühle der Hoffnungslosigkeit, der Wertlosigkeit und der Isolation hineinziehen können. Eine Therapie wird Ihnen helfen, den Realitätsgehalt dieser Gedanken zu überprüfen und vielleicht auch Ihre Entstehungsgeschichte in Ihren Erfahrungen als Kind oder Jugendlicher zu verstehen. Auch dieses Buch und andere Selbsthilfebücher können Ihnen helfen, diesen Gedanken gegenüber kritischer zu werden. Manche dieser Gedanken werden auch Ihre Beziehungen beeinträchtigen. Es ist gut, wenn Sie die Möglichkeit im Blick haben, dass manche Annahmen über Ihre Beziehung zur Partnerin und zur Familie (z. B. »Niemand braucht mich.«) von Ihren früheren Lebenssituationen geprägt sind und nicht Ihrer gegenwärtigen Lage entsprechen.

Schritt 2

Stoppen Sie negative Gedanken.

Negative Gedanken können Sie in die Irre führen und in eine Abwärtsspirale hineinreißen. Gedanken kommen oft automatisch. Wenn Sie bemerken, dass negative Gedanken in Ihrem Kopf auftauchen, machen Sie sich klar, dass Sie sich entscheiden können, ob Sie diese Gedanken weiterverfolgen oder stoppen wollen. Viele Menschen glauben, dass Sie durch häufiges Grübeln über bestimmte Gedanken zu einer Lösung kommen können. Das ist aber sehr selten der Fall. Spätestens wenn Sie bemerken, dass sich Ihre Gedanken wiederholen oder im Kreis drehen, ist dies ein Zeichen, dass es Sie nicht weiterführen wird, bei diesen Gedanken zu bleiben und Ihnen weiter Aufmerksamkeit und Zeit zu widmen.

Um zu entscheiden, ob wir Gedanken vorbeiziehen lassen oder uns in sie vertiefen, ist die die folgende Imaginationsübung (Übung 4) hilfreich, die von der Traumatherapeutin Luise Reddemann (2004) angeregt wurde. Die Idee beruht auf dem chinesischen Sprichwort: »Du kannst nicht verhindern, dass sich Raben auf dein Dach setzen, aber du kannst verhindern, dass sie sich darauf einnisten.«

Übung 4 • Sich von negativen Gedanken lösen

Suchen Sie sich einen ruhigen Platz und nehmen Sie eine bequeme Stellung ein. Schließen Sie die Augen und lassen Sie in sich folgendes Bild entstehen:

Stellen Sie sich vor, Sie sind ein Haus. Ihr Kopf ist das Dach. Dort wohnen Ihre Gedanken. Ein schützendes Dach macht das Leben im Haus behaglich.

Das Dach hat Luken. Dort können Gedanken hinein- und hinausgelangen. Konzentrieren Sie sich auf einen Gedanken, der immer wieder in Ihnen hochkommt. Stellen Sie sich vor, er wäre ein Vogel. Er sitzt vor Ihrer Dachluke. Sie selbst bestimmen, ob die Luke für diesen Vogel offen ist. Fragen Sie sich: Wird dieser Gedanke das Leben in meinem Haus angenehmer machen? Wenn nicht, stellen Sie sich vor, dass der Vogel wegfliegt. Sie schauen ihm nach, wie er langsam kleiner wird.

Wenn Sie eine Sperre dagegen haben, sich von den negativen Gedanken zu lösen, müssen Sie ihnen vielleicht trotzdem einen Platz einräumen – den Sie aber selbst bestimmen sollten. Eine Lösung besteht darin, die Gedanken aufzuschreiben und irgendwo aufzubewahren, wo Sie Ihnen zugänglich sind. Sagen Sie zu Ihren aufgeschriebenen Gedanken: »Heute habe ich euch genug Zeit gewidmet. Ich werde mich ein andermal wieder mit euch beschäftigen.«

Um dies in die Tat umzusetzen, wählen Sie anschließend eine Tätigkeit, die Sie ablenkt, z. B. nach draußen gehen oder eine kleine Aufgabe im Haushalt erledigen.

Wenn Sie zu einem späteren Zeitpunkt, wenn es Ihnen etwas besser geht, auf das Geschriebene blicken, werden Sie erkennen, dass diese Gedanken oft nicht völlig der Realität entsprechen. »Ich kann nichts.« oder »Niemand mag mich.« sind solche typischen Gedanken, die sich mit ein wenig Abstand korrigieren lassen. Realistischer werden Sätze wie »Ich kann nicht alles.« oder »Nicht jeder mag mich.« sein. Ein solcher Realitätscheck wird es Ihnen beim nächsten Mal leichter machen, die unrealistischen negativen Gedanken vorbeiziehen zu lassen. Auf einige dieser Gedanken wird in Kapitel 4 noch ausführlicher eingegangen, um den Realitätscheck zu erleichtern. Dafür kann es hilfreich und auch notwendig sein, sich die Ursprünge der Gedanken in der eigenen Lebensgeschichte bewusst zu machen.

Sich dem Partner öffnen. Oft fragen sich die Patienten, wie viel sie aus der Therapie Ihren Partnern erzählen sollen. In der Therapie geht es sehr viel um die eigene innere Welt, die für einen anderen, der meistens nicht über irgendeine Form der psychologischen Ausbildung verfügt, nicht nachvollziehbar ist. Hiervon zu berichten würde oft die Enttäuschung hervorrufen, dass der andere sich nicht in den Schmerz, die verzerrten Gedanken, die belastenden Gefühle einfühlen kann. Die Therapie sollte ein Schonraum sein, in der alles ausgesprochen werden kann, was im Inneren bewegt, ohne die Sorge zu haben, den anderen seinerseits zu beunruhigen oder zu belasten. Der Partner sollte diesen Prozess vertrauensvoll geschehen lassen, ohne zu versuchen, Einfluss zu nehmen. Dies ist ein Weg, den der geliebte Mensch allein beschreiten muss.

Von dieser Regel gibt es allerdings Ausnahmen. Eine wurde schon genannt: Wenn Suizidgedanken aufkommen, kann die Partnerin für eine sichere Umgebung sorgen, indem sie eine Einweisung in eine Klinik veranlasst oder andere in der Therapie besprochene Notfallmaßnahmen durchführt.

Bedürfnisse aussprechen. Damit es Ihnen besser geht, können Sie sich nicht nur darauf beschränken, das Innere zu erforschen. Es ist auch notwendig, dass Sie in der äußeren Welt, im konkreten Alltag, Veränderungen herbeiführen. Einer der ersten Schritte besteht in vielen Therapien darin, auf das zu achten, was guttut. Dies war der oben beschriebene Schritt der Selbstbeobachtung. Bleiben Sie dabei jedoch nicht stehen; gehen Sie den nächsten Schritt: Integrieren Sie das, was Ihnen guttut, ganz praktisch in Ihren Alltag. Manchmal sind diese Schritte sehr klein. Viele davon erfordern es, dass der Partner diese Verhaltensweisen toleriert, andere erfordern aktive Unterstützung. Es ist deshalb sehr wichtig, dass Sie Ihren Partner einbeziehen.

Schritt 3

Nehmen Sie Ihre Bedürfnisse wichtig.

Die Umsetzung in den Alltag ist oft gar nicht möglich, ohne den Partner mit einzubeziehen. Übung 5 können Sie zunächst für sich allein machen, dann das Ergebnis aber mit Ihrem Partner teilen.

Achtung: Wenn Sie einen Widerstand gegen diese Aufgabe in sich bemerken, kann das an alten Gedankenmustern liegen, die Ihnen sagen: »Mir kann niemand helfen.«, »Ich darf niemandem zur Last fallen.« oder »Meine Bedürfnisse sind nicht wichtig.«

Probieren Sie etwas Neues aus: Gehen Sie von der Annahme aus, dass Ihr Partner Ihnen gern zur Seite steht, wenn es seine eigenen Kräfte erlauben. Ermöglichen Sie Ihrem Partner, aus der Ohnmacht und Hilflosigkeit herauszukommen, die darin besteht, einen lieben Menschen leiden zu sehen, ohne irgendetwas tun zu können. Besprechen Sie mit ihm, was Ihnen guttut. Die Rolle des anderen kann passiv sein, indem er Ihnen Raum und Zeit gibt, für sich zu sorgen. Oder sie kann aktiv sein, indem er Sie ermutigt, etwas zu tun, indem er etwas besorgt, was Sie brauchen, mit Ihnen gemeinsam oder für Sie etwas macht.

Mit diesem Schritt fangen Sie ein wenig an, gemeinsam im Regen zu tanzen, denn Sie sind bereit, auf den anderen zuzugehen, sich zu öffnen und die Hand des anderen zu ergreifen.

Übung 5 • Was mir guttut

Kreuzen Sie im ersten Durchgang die Ziffern der Tätigkeiten an, die Ihnen guttun. Ergänzen Sie gerne für Sie passende Tätigkeiten, die in der Liste nicht enthalten sind.

Entscheiden Sie beim zweiten Durchgang, welche Rolle der andere dabei einnehmen soll: Soll er passiv oder aktiv sein?

	Was du dabei für mich tun kannst		
	Zulassen	Fördern	(Mit-)Tun
(1) Zeit haben, mich mit meinen Gefühlen und Gedanken auseinanderzusetzen, ohne etwas leisten zu müssen			
(2) Musik hören, die angenehme Gefühle in mir auslöst			
(3) Ein schönes Getränk zu mir nehmen, das mich wärmt oder erfrischt			
(4) Etwas essen, das mir besonders gut schmeckt			
(5) Ein Bad nehmen oder mich duschen und dabei ein duftendes Gel benutzen			
(6) Ein Tier in meiner Nähe haben und streicheln			
(7) Mit den Kindern zusammen sein			
(8) Ein Buch mit einem anregenden Inhalt lesen			

	Was du dabei für mich tun kannst		
	Zulassen	**Fördern**	**(Mit-)Tun**
(9) Ein Kreuzworträtsel oder Sudoku lösen			
(10) In der Sonne sitzen			
(11) Mich bewegen/einen kleinen Spaziergang machen			
(12) Ein Spiel spielen			
(13) Fahrrad fahren			
(14) Mich sportlich betätigen			
(15) Etwas Nützliches tun und kleine Aufgaben erledigen (z. B. Staubsaugen, wischen, aufräumen, bügeln)			
(16) In Gesellschaft mit anderen sein			

	Was du dabei für mich tun kannst		
	Zulassen	Fördern	(Mit-)Tun
(17) Meine Religion praktizieren, beten, eine Kerze anzünden, Religiöses lesen			
(18) Malen			
(19) Singen oder musizieren			
(20) Blumen pflücken/pflanzen			
(21) Berührt/gestreichelt werden			
(22) Massiert werden			
(23) Umarmt werden			
(24) Sex haben			

2 Ein Bündnis gegen die Depression schließen

2.1 Mit Bildern Distanz schaffen

Wenn Sie es geschafft haben, sich selbst zu beobachten und auf kleine Veränderungen der Gemütslage im Tagesverlauf oder an verschiedenen Wochentagen zu achten, haben Sie schon ein kleines Stück Distanz zwischen sich selbst und die Krankheit gelegt. Sie haben einen Regenmantel angezogen oder einen Schirm aufgespannt. Sie sind nicht mehr vollkommen eins mit der Krankheit, ihr nicht vollständig ausgeliefert. Sie sind nicht mehr durch und durch depressiv, sondern haben eine Depression als eine sicherlich sehr belastende und schmerzhafte Erfahrung, aber es bleibt Raum für andere Erfahrungen, für andere Teile des Ichs, die noch unabhängig von der Krankheit existieren. Der Beobachter der Gefühle und der Gedankenkontrolleur gehören zum gesunden Teil Ihres Ichs.

Ideal ist es, wenn Sie beide, der gesunde Teil des erkrankten Ichs und der Partner, sich zusammenschließen können zu einem Bündnis, um der schwachen, verletzten Seite des Ichs Schutz und Hilfe zu geben.

Schwarze Hunde und ungebetene Gäste. Um sich auch zu zweit etwas weiter von der Krankheit zu distanzieren, können Sie eine alte Methode ausprobieren, auf die schon die beiden Freunde Charlie Chaplin und Winston Churchill in ihren depressiven Episoden zurückgegriffen haben. Es ist die Methode, sich die Depression als ein eigenes Wesen, z. B. als einen »schwarzen Hund« vorzustellen. Schön beschrieben ist dies in dem Roman »Zwei Herren am Strand« (Köhlmeier, 2014). Das Buch zeigt, welche ungeheuren künstlerischen und politischen Leistungen von Menschen vollbracht werden können, die immer wieder mit einer Depression zu kämpfen haben, aber auch um einen Weg wissen, um mit dieser Einschränkung zu leben.

Dieses Bild des schwarzen Hundes wird auch in den Bilderbüchern von Matthew und Ainsley Johnstone (2005, 2009) aufgegriffen, die es inzwischen z. T. auch als youtube-Videos gibt. Es lohnt sich, die Bücher oder Videos anzusehen, um Parallelen mit dem eigenen Erleben zu entdecken. Der »schwarze Hund« wird immer als eine sehr unangenehme Gestalt dargestellt, die das eigene Leben stört und durcheinanderbringt. Wichtig ist aber, dass die Depression niemals mit der eigenen Person identisch ist. Sie ist ein Störenfried, lässt aber noch Raum für ein anderes Selbst. Das Bild will auch den Partnerinnen von depressiv erkrankten Menschen verdeutlichen, dass nicht ihr Partner ihnen das Leben schwer macht, sondern die Krankheit, die sich in dem »schwarzen Hund« versteckt. Dies macht es leichter, sich ein positives Bild vom Partner zu erhalten, auch wenn seine Verhaltensweisen belastend sind.

Ein ähnlicher Grundgedanke steckt hinter der Möglichkeit, die Depression als einen »ungebetenen Gast« zu sehen, der sich ungefragt bei dem Paar eingenistet hat und den beiden das Leben schwer macht (Cordova & Lee, 2001). Statt die Depression als etwas Trennendes zu sehen, das die Distanz zwischen den Partnern erhöht, sollten Sie beide sich als eine Einheit verstehen, die gegen den »ungebetenen Gast« in Ihrem Leben zusammenhält. Das Bild kann auch dabei helfen zu überlegen, ob der ungebetene Gast manchmal überlistet werden kann und für ein paar Stunden Glück irgendwo zurückgelassen oder ausgesperrt werden kann. Letztlich geht es darum, gemeinsam den »ungebetenen Gast« aus dem Leben zu entfernen.

Ein passendes Bild finden. In der Paartherapie bitte ich die Paare auch oft, ein Bild von sich selbst als Paar und die Krankheit als ein drittes Element zu malen oder mit vorhandenen Materialien zu stellen.

Partnerinnen wählen oft das Bild einer gläsernen Wand, hinter der der andere scheinbar unerreichbar lebt. Betroffene selbst erleben die Depression eher wie einen Stein, der auf ihnen lastet und sie niederdrückt, oder wie eine schwere Kugel, die an ihr Bein gekettet ist und sie in der Beweglichkeit hindert. Eine Frau malte sich und ihren Mann als Wanderer, die gemeinsam ihren Weg durch das Leben gehen, aber ihr Mann hatte dabei einen sehr viel schweren Rucksack zu tragen. Auch die Depression als eine dunkle Wolke, Regen, Schnee oder sogar Eis zu sehen, ist ein häufiges und naheliegendes Bild für die Depression, denn sie besteht oft auch aus dem Gefühl, »dass die Sonne für mich nie mehr lacht«.

Solche Bilder haben den Vorteil, dass sie die Depression als etwas Drittes darstellen, das unabhängig von den beiden Partnern existiert. Die Partner haben die Gelegenheit, sich gegenüber diesem Dritten in einer bestimmten Art und Weise zu verhalten. Die Schuld an der schwierigen Situation kann an dieses Dritte abgegeben werden. Sie wird nicht bei sich selbst oder bei dem anderen gesucht und dann zum Anlass für Vorwürfe oder Selbstvorwürfe. Außerdem ermöglichen die Bilder es, über die eigenen Empfindungen in Bezug auf die Depression zu sprechen. Die Bilder bringen aber auch einen schmerzlichen Ist-Zustand zum Ausdruck. Wichtig ist es deshalb, immer auch nach den Handlungsmöglichkeiten zu fragen, die in dem Bild angedeutet sind.

Der Mann, der die Depression als eine gläserne Wand darstellte, hatte das Gefühl, dadurch völlig von seiner depressiven Frau abgeschnitten zu sein. Seine Frau konnte sich gut in dieses Bild einfühlen. Sie bestätigte, dass es ihr in solchen Momenten nicht möglich sei, Nähe herzustellen und auf den Mann zuzugehen. Sie fühlte sich selbst in solchen Situationen wie gefangen. Aber sie sagte auch, dass sie schon sehr genau wahrnahm, was hinter der gläsernen Wand vor sich ging. Für sie war es sehr wichtig, dass da überhaupt jemand anwesend war. Es beruhigte sie auch sehr, zu sehen, dass hinter der gläsernen Wand Essen gekocht und die Kinder betreut wurden. Dies machte ihr den eigenen Zustand des Gefangenseins weniger schmerzlich. Für den Mann war es eine ermutigende Rückmeldung, dass er dazu beitragen konnte, seiner Frau ihre Situation ein wenig erträglicher zu machen. Es stellte sich heraus, dass das Bild der gläsernen Wand das tröstliche Element enthielt, dass die Wand durchsichtig war. Beide hatten sich durchaus im Blick, waren noch verbunden. Dass der Mann nichts davon gewusst hatte, wie wichtig er für seine Frau in diesem Moment war, führte zu Überlegungen, wie dies im Alltag zu ändern wäre. Sie einigten sich darauf, manchmal bewusst Blickkontakt zu suchen, und sich durch ein Zunicken oder kurzes Wort zu bestätigen, dass sie verbunden waren.

Die Frau, die ihren depressiven Partner mit dem schweren Rucksack gemalt hatte, äußerte den Wunsch, ihm diesen Rucksack abnehmen oder seine Last erleichtern zu können. Er konnte diese Vorstellung gut mit seinem eigenen Bild der Depression als eines Steins, der auf ihm lastete, verbinden, sagte aber, dass diese Last zu ihm gehöre und außerhalb des Einflussbereichs seiner Frau sei. Sie könne ihm diese Last nicht abnehmen, und selbst wenn dies möglich wäre, wolle er es auch nicht, da er es als seine eigene Aufgabe sah, sich der Last seiner Kindheit zu stellen. Das Bild des Rucksacks spann er so weiter, dass die Steine, die darin enthalten seien, nicht nach außen sichtbar sein sollten. Es solle vielmehr seinen Therapiestunden vorbehalten sein, in den Rucksack hineinzuschauen, und möglichst viele der darin enthaltenen Steinen zu entfernen. Es beruhigte die Frau zu hören, dass er seine Therapie so hoffnungsvoll betrachtete, und es fiel ihr dadurch leichter, sich aus diesem Prozess herauszuhalten. Ihr Mann äußerte umgekehrt die Sorge, dass er sie durch seine Last daran hinderte, so schnell und frei durch das Leben zu gehen, wie es ihr ohne ihn möglich wäre. Sie gab ihm zu verstehen, dass die Vorstellung, allein ohne ihn durch das Leben gehen zu müssen, für sie viel unerträglicher wäre, als die Notwendigkeit, sich an seine Möglichkeiten anzupassen. Sie vereinbarten, dass er deutlich sagen sollte, wenn er eine Ruhepause brauchte oder wenn ein bestimmter Weg ihm zu anstrengend vorkäme. Sehr anstrengende Wege seien für ihn z. B. immer weite Urlaubsreisen, da ihm in der Ferne das Gefühl der Sicherheit fehle, das er in ihrer eigenen Umgebung hätte. Sie nahmen sich vor, nach Kompromissen zu suchen, die ihrem Wunsch nach Abwechslung und seinem Wunsch nach Sicherheit entsprechen. Insgesamt war er aber durch ihre Aussage beruhigt, dass sie die Gemeinsamkeit höher schätzte als mögliche Einschränkungen.

Wenn die Depression als eine dunkle regnerische Wolke gesehen wird, bringt dies die Frage auf, wie Sie sich vor dem Regen schützen können. Brauchen Sie einen Schirm oder regenfeste Kleidung? Gibt es vielleicht eine Schutzhütte, um sich unterzustellen? Können Sie sich als Partner gemeinsam Hand in Hand durch den Regen bewegen? Einen Schirm über dem anderen aufspannen? Können Sie der Situation gemeinsam manchmal ein wenig Frohsinn abtrotzen und anfangen zu tanzen?

Vielleicht konnten Sie sich in den beschriebenen Beispielen schon wiederfinden. Es kann aber auch sein, dass Sie selbst ein ganz anderes Bild für die Depression finden. In welcher Gestalt können Sie sie sich vorstellen? Die Übung 6 gibt Ihnen Gelegenheit, sich dieses Bild vor Augen zu führen und miteinander nach den positiven Möglichkeiten zu suchen, die in diesem Bild stecken.

Übung 6 • Unser Bild von Depression

Nehmen Sie sich jeder für sich Papier und Stifte oder, wenn Sie geübter sind, das Ihnen vertraute Malmaterial.

Entwerfen Sie ein Bild, auf dem Sie beide und ein Symbol für die Depression zu sehen sind. Sie können sich von den genannten Beispielen (schwarzer Hund, Glaswand, Rucksack mit Steinen, Regenwolke) anregen lassen oder ein ganz eigenes persönliches Bild finden.

Zeigen Sie sich anschließend gegenseitig die Bilder und tauschen Sie sich darüber aus, warum Sie so empfinden. Wenn Sie möchten, können Sie zunächst den anderen fragen, was er in Ihrem Bild sieht und dann erklären, warum Sie dieses Bild für Ihre Situation gefunden haben.

Überlegen Sie zum Schluss gemeinsam:

- Enthält ihr Bild Chancen, sich zeitweilig von der Depression zu distanzieren? (z. B. Schwarzer Hund →

dressieren, aus dem Haus schaffen, gläserne Wand → sich trotzdem im Blick behalten, Rucksack → absetzen und Pause machen)

- Was konkret hilft Ihnen am jeweils anderen Bild, die Sichtweise der Depression Ihres Partners/Ihrer Partnerin zu verstehen und dies möglicherweise als Ressource, als Kraftquelle nutzen zu können (z. B. dass durch die gläserne Wand hindurch trotzdem Blickkontakt und damit Verbundenheit bestehen kann)?
- Wie wird sich das Bild ändern, wenn die Depression daraus verschwunden ist?

2.2 Wertschätzen, was da ist

Eine Depression beeinflusst nicht nur das Denken und Fühlen, sondern bereits die Wahrnehmung von dem, was um uns herum geschieht. So wie verliebten Menschen oft eine rosarote Brille zugeschrieben wird, haben depressive Menschen die Tendenz, alles wie durch eine schwarze Brille zu sehen. Leuchtendes, Farbiges, Freudiges wird gar nicht mehr gesehen. Es ist so, als wenn die Depression wie ein Filter wirkt, der über dem Bewusstsein liegt. Nur noch das Schwere, Belastende dringt durch diesen Filter und hat die Chance, sich im Bewusstsein festzusetzen.

Das wirkt sich natürlich auch auf die Wahrnehmung der Partnerschaft aus. Dass Sie zu diesem Buch gegriffen haben, bedeutet, dass die Depression ihre Partnerschaft nicht zerstören konnte. Sie sind nicht allein. Sie haben in dieser schweren Zeit einen anderen Menschen an ihrer Seite. Aufgrund der Depression kann es trotzdem sein, dass Sie sich allein und unverstanden fühlen. Da es die perfekte Partnerschaft nicht gibt, wird es einiges geben, was Sie in Ihrer Partnerschaft vermissen. Aber wenn Sie schauen wollen, ob die Partnerschaft in dieser Zeit eine Unterstützung sein kann, müssen Sie nach dem suchen, was da ist, und schauen, was sich daraus machen lässt. Oft stellt sich heraus, dass auch noch viel von dem, was Sie als Paar einmal verbunden hat oder durch die gemeinsamen Jahre getragen hat, vorhanden ist. Im Alltag geht der Blick dafür verloren oder es wird als selbstverständlich angesehen. Der große Wert, der in diesen gemeinsamen Ressourcen noch liegt, wird in der Depression oft zu geringgeschätzt. Mit Übung 7 können Sie gemeinsam dieser Frage nachgehen, welche Werte Sie weiterhin verbinden.

Übung 7 • Wertschätzen, was da ist

Diese Übung besteht aus zwei Schritten. Machen Sie den ersten Schritt jeweils für sich alleine.

(1) Suchen Sie aus der Liste der untenstehenden Begriffe 10 aus, die in Ihrer Beziehung heute noch vorhanden sind. Es ist schön, wenn Sie mehr auswählen können, aber es geht bei der Übung auch darum, Schwerpunkte zu setzen.

Dann folgt die gemeinsame Aufgabe:

(2) Vergleichen Sie Ihre Auswahl und tauschen Sie sich über die Unterschiede aus. Wenn Sie besonders kreativ sein möchten: Einigen Sie sich auf die Begriffe, die Ihnen besonders wichtig sind, schneiden Sie sie aus und benutzen Sie sie als »Bausteine«. Bauen Sie daraus ein gemeinsames Haus und schmücken Sie es farbig aus. Können Sie sich vorstellen, dass Sie darin die Zeit der Erkrankung gut überstehen werden?

Liebe	Vertrauen
Toleranz	Gute gemeinsame Geschichte
Wertschätzung	Hilfsbereitschaft
Gemeinsame Werte	Unterstützung im Alltag
Verantwortungsgefühl	Wohlwollen
Gemeinsam lachen können	Zuneigung

Zärtlichkeit	Mitgefühl
Sexuelle Anziehung	Gemeinsamer Besitz
Erotik	Dankbarkeit
Gemeinsame Ziele	Hoffnung
Materielle Versorgung	Zusammengehörigkeitsgefühl
Gemeinsame Sorge für Kinder	Gemeinsamer Lebensstil
Gemeinsame Freude an Kindern	Geborgenheit
Gemeinsame Interessen	Sicherheit
Verständnis	Solidarität
Akzeptanz	Schicksalsgemeinschaft
Fürsorge	Verbundenheit
Respekt	Gemeinsame Träume
Treue	Achtung
Spaß	Sehnsucht
Gemeinsame Bedürfnisse	sich gegenseitig brauchen
Eheversprechen	Stolz auf Erreichtes
Gegenseite Ergänzung	Freiheit
Respekt vor Autonomie	sich Entwicklungschancen geben

2.3 Lichtblicke sammeln

Für Sie fühlt es sich in einer depressiven Phase vielleicht so an, als gäbe es keine guten Seiten mehr an Ihrem Leben. Die kleinen Momente des Glücks bleiben nicht im Gedächtnis haften. Alles scheint zu misslingen, es gibt nichts mehr, worauf Sie sich freuen oder stolz sein könnten. Sie fühlen sich möglicherweise so, als hätten Sie viele Ihrer Fähigkeiten und Kompetenzen für immer verloren. Dies ist ein Problem der verzerrten Wahrnehmung der Wirklichkeit, die mit einer Depression verbunden sein kann.

Als Partnerin werden Sie diese Sicht zum Glück nicht teilen. Aber Sie müssen sich sicherlich manchmal anstrengen, nicht in den Sog der Hoffnungslosigkeit mit hineingezogen zu werden.

Hilfreich und realistisch ist es davon auszugehen, dass einmal erworbene Fähigkeiten und Glücksempfindungen nicht für immer verlorengehen, sondern dass sie während einer Depression nur nicht zugänglich sind, als wären sie hinter einer riesigen Wolke verborgen. Was als Ressource einmal da war, kann aber wieder aktiviert werden. Es gehört zum bleibenden Potenzial einer Person.

Als Partnerin, die den anderen auch in seiner gesunden Phase erlebt hat, können Sie die Aufgabe übernehmen, die Erinnerung an die schönen Zeiten der Beziehung wachzuhalten. Der Paartherapeut Guy Bodenmann (2009) nennt dies das »Warmhalte-Modell«. Diese Erinnerungen sind auch für Sie selbst wichtig, denn so bleibt die Person, die Sie in früheren Zeiten so attraktiv und bewundernswert fanden, für Sie innerlich lebendig. Das Modell geht davon aus, dass sich die Persönlichkeit des Depressiven nicht verändert hat, sondern seine Eigenschaften nur verdeckt und im Moment nicht zugänglich sind. Auch die positiven Erinnerungen an die Gemeinsamkeiten als Paar können nutzbar gemacht werden, um Hoffnung zu bewahren. Zum einen gehört das, was war, zum bleibenden Erfahrungsschatz eines Paars, zum anderen gibt es auch Hoffnung für das, was wieder einmal sein kann. Indem Sie den anderen weiterhin auf Dinge ansprechen, die ihm früher einmal wichtig waren, können Sie diesen Teil des Lebens für Sie beide wachhalten.

Eine naheliegende Form dafür ist es, Fotos aus den schönen Phasen des gemeinsamen Lebens zusammenzustellen und gemeinsam anzusehen. Sich an die guten Tage zu erinnern hilft, die Depression als etwas zu relativieren, das nicht das ganze Leben ausgemacht hat. Es kann in Ihnen beiden auch ein Gefühl der Dankbarkeit für das wecken, was die Partnerschaft im bisherigen Leben an guten Erfahrungen ermöglicht hat. Gerade in schweren Phasen können solche Überlegungen Kraft schenken, sich in der Aufgabe, sich der Krankheit entgegenzustellen, nicht entmutigen zu lassen. Einige dieser Möglichkeiten werden in Übung 8 vorgestellt. Ein schwer depressiver Partner wird diese Übung vielleicht als Belastung erleben, weil sie ihm zeigt, was alles »verloren« ist. Deshalb sollte sie zunächst von der Partnerin allein gemacht werden, um dann vorsichtig abzutasten, ob sie dem anderen auch guttut.

Übung 8 • Lichtblicke sammeln

Unsere Großmütter haben die Früchte des Sommers oft noch in Einmachgläsern haltbar gemacht. Um die Früchte der emotional schönen Zeiten haltbar zu machen, tragen Sie Symbole schöner Zeiten in einem Einmachglas zusammen. (z. B. Muscheln, Festivaltickets, Fotos). Stellen Sie das Einmachglas an einen Ort, den Sie im Alltag regelmäßig nutzen. Der Blick darauf kann Ihnen Aussicht darauf geben, was wieder einmal möglich sein kann.

Natürlich eignen sich für diese Sammlung auch andere Medien, wie ein Fotoalbum oder -buch.

Auch die Paar-App »Paaradies« bietet die Funktion, besondere gemeinsame Erlebnisse festzuhalten. Sie können sie beide kostenlos auf Ihrem Handy herunterladen und dann ein digitales Album anlegen, das Sie jederzeit zur Hand haben.

Das weiße Tagebuch. Vielleicht wird es auch in der Gegenwart Momente geben, in denen die Krankheit nicht ganz so stark im Vordergrund des Erlebens steht und Raum lässt für freudigere Gefühle. Durch die verzerrte Wahrnehmung werden diese oft übersehen. Das Dunkle und Belastende dominiert die Wahrnehmung. Es lohnt sich aber, für helle, freudige Momente ein eigenes kleines

»weißes« Tagebuch anzulegen, um nicht aus dem Blick zu verlieren, was möglich ist. Damit das Tagebuch »weiß« bleiben kann, dürfen dort keine »schwarze Gedanken« oder Negatives notiert werden.

Viele Depressive schildern, dass es »echt harte Arbeit« ist, ein solches Tagebuch zu führen, weil es so sehr der eigenen Neigung widerspricht, sich selbst zu kritisieren und nur das Negative zu sehen. Es ist aber ein sehr lohnendes Stück Arbeit, denn das gegenseitige Vorlesen aus diesem Tagebuch zeigt Ihnen beiden, dass Ihre Bemühungen Wirkung zeigen. Wenn man dies eine Weile praktiziert, verändert sich meistens allmählich der Blickwinkel, und die positiven Ereignisse fallen eher auf. Dies trägt sehr zur Überwindung von Hilflosigkeit und Hoffnungslosigkeit bei.

Allein, dass man sich gemeinsam bewusst Zeit nimmt, um dem Positiven, was ein Tag mit sich gebracht hat, nachzuspüren, kann eine heilsame Wirkung entfalten. In Übung 9 finden Sie eine genauere Beschreibung der Vorgehensweise.

Übung 9 • Das weiße Tagebuch

Suchen Sie beide jeder für sich ein schönes Notizbuch aus, in das Sie gerne Einträge machen.

Nehmen Sie sich täglich Zeit, die Momente einzutragen, die in Ihrem heutigen gemeinsamen Leben gelungen sind. Beispiele könnten sein:

- Ich fand schön, dass du mit den Jungen einen Schneemann gebaut hast.
- Ich habe mich gefreut, dass du mir beim Abschied einen Kuss gegeben hast.
- Ich habe mich sehr wohl gefühlt, weil du für mich den Kamin angemacht hast und wir zusammen auf dem Sofa gesessen haben.

Nehmen Sie sich regelmäßig wenigstens einmal pro Woche (besser häufiger) Zeit, sich gegenseitig aus Ihrem »weißen Tagebuch« vorzulesen.

vermittelt ihnen ein Gefühl, eine gewisse Kontrolle zu haben. Kinder neigen ohne entsprechende Erklärungen außerdem dazu, sich selbst die Schuld für negative Veränderungen zu geben. Schließlich fördert es auch das Vertrauen zu den Eltern, wenn Sorgen offen ausgesprochen werden können und Fragen ehrlich beantwortet werden. So gehört es zu den wichtigsten Hilfen, die Eltern ihren Kindern im Fall einer psychischen Erkrankung geben können, dass sie ihnen die Situation durch Informationen verstehbar machen.

Beispiel

Wenn Linus morgens von seinem Vater in den Kindergarten gebracht wird, liegt seine Mutter noch im Bett. Sonst ist sie früh aufgestanden, hat das Frühstück vorbereitet und sie haben gemütlich zusammen gegessen, bis sie ihn in den Kindergarten gebracht hat. Nach dem Kindergarten hat sie mit ihm gespielt. Auch dazu hat sie jetzt keine Lust mehr. Linus fragt sich, ob seine Mama ihn nicht mehr liebhat. Hat er vielleicht etwas falsch gemacht? Ist die Mama böse auf ihn? Er ist froh, dass sein Papa ihm erklärt, dass die Mutter eine Krankheit hat, eine Krankheit der Gefühle, und dass das Verhalten der Mutter nichts mit ihm zu tun hat. Eines Tages nimmt die Mutter ihn auf den Schoß und sagt: »Ich hab' dich ganz, ganz lieb. Ich kann aber nicht mit dir spielen. Meine Krankheit macht mich ganz müde.« Da weiß er, dass er keine Schuld daran hat, dass es der Mutter nicht gut geht.

Der richtige Zeitpunkt. Die Erklärung der Depression ist nicht eine Aufgabe, die Sie als Eltern mit einem einzigen klärenden Gespräch erledigen können. Die Fragen und Unsicherheiten, die ein Kind mit sich herumträgt, ändern sich oft in verschiedenen Familiensituationen, z. B. vor oder nach einem Klinikaufenthalt der Eltern, aber auch, wenn ein Kind älter wird. Es kommt deshalb darauf an, zu spüren, wo das Kind mit seinem Erleben der Familiensituation gerade steht. Eine gute Gelegenheit, die Krankheit zur Sprache zu bringen, ist oft unmittelbar nachdem eine Verhaltensweise aufgetreten ist, die für das Kind belastend ist, und die auf die Krankheit zurückzuführen ist. Belastend sind für Kinder oft die Energielosigkeit, aber auch die häufig auftretende Gereiztheit. »Ich konnte nicht mit dir spielen, weil …«, »Ich war so ungeduldig, weil …«, »Ich habe dich so laut angeschrien, weil …« Eltern sollten ausdrücken, dass sie diese Verhaltensweisen bedauern und wissen, dass sie für die Kinder belastend sind. Ebenso wichtig ist jedoch, ihnen auch zu erklären, dass dies mit der Depression zusammenhängt. Indem Sie selbst aussprechen, was Sie bewegt, fördern Sie ein offenes Gesprächsklima.

Wenn Ihnen dies direkt in der Situation nicht möglich ist, können Sie später darauf zu sprechen kommen. Das gilt auch für den anderen Elternteil. Oft ist es gut, belastende Fragen »nebenbei« anzusprechen, also dann, wenn Sie zusammen mit den Kindern einer anderen Tätigkeit nachgehen, z. B. den Tisch decken, eine Autofahrt machen, spazieren gehen. Das Gespräch muss nicht sehr lang sein. Geben Sie ein Signal, dass Sie bereit sind, über die belastende Situation zu sprechen. Geben Sie dem Kind die Gelegenheit, nachzufragen.

Wichtige Fragen. Wie den Kindern die Depression erklärt wird, hängt natürlich vom Alter ab. Sie bemerken ein verändertes Verhalten des Vaters oder der Mutter, bekommen mit, dass sie häufig weinen oder im Bett liegen bleiben. Es ist vergeblich zu hoffen, die Kinder würden all das nicht mitbekommen. Es verunsichert und belastet sie. Welche konkreten Fragen für sie daraus entstehen, ist sehr unterschiedlich. Wenn Sie ein Klima schaffen, in dem Kinder ohne Angst Fragen stellen können, haben Sie eine gute Grundlage für hilfreiche Gespräche. Indem Sie von sich erzählen (»Mir geht es heute nicht gut.«), geben Sie dem Kind das Zeichen, das es selbst offen seine Gefühle und Fragen zum Ausdruck bringen darf. Theoretische Erklärungen dagegen, die gar nicht den Fragen der Kinder entsprechen, gehen an den Kindern vorbei und überfordern sie oft.

Unabhängig vom Alter ergeben sich für die Kinder aber einige Fragen, die für fast alle Kinder wichtig sind, und auf die sie eine Antwort brauchen. Es sind die Fragen:

(1) Bin ich schuld?
(2) Was kann ich tun?
(3) Gibt es Hoffnung?

Schuldgefühle nehmen. Um zu verhindern, dass Kinder sich oder den Eltern Schuld geben, kann es auch bei Kindern ein guter Ansatz sein, die Depression als etwas Äußeres zu sehen, das in das Leben der Familie eingedrungen ist. Damit wird klar, dass die Depression eine Krankheit ist, für die niemand Schuld trägt – das Kind nicht, aber auch nicht die Mutter oder der Vater selbst. Für eine Depression gibt es wie bereits erwähnt verschiedene hilfreiche Bilder, die den belastenden Charakter der Krankheit deutlich machen (z. B. schwarzer Hund, Regen) und es erlauben, sich von der Krankheit zu distanzieren. Hierzu gibt es auch verschiedene Bücher, z. B. »Mamas Monster« von Erdmute v. Mosch für Kindergartenkinder oder für ältere Kinder »Was ist bloß mit Mama los?« von Karen Glistrup, und die schon genannten Bücher über den »Schwarzen Hund« von Matthew Johnstone. Oft ist es zu direkt und überfordernd, den Kindern gleich ein Buch vorzustellen. Sie als Eltern können diese Bücher aber als Vorbereitung nehmen, um kindgerechte Worte und Bilder zu finden. Sie können die Bücher aber auch in der Wohnung herumliegen lassen. Ältere Kinder werden bei Interesse selbst hineinschauen.

Therapie erklären. Die zweite Frage, die sich Kinder stellen, ist, ob sie selbst etwas gegen die Depression tun können. Es entlastet die Kinder zu hören, dass es möglich ist, etwas gegen die Krankheit zu tun, dass das aber nicht ihre Aufgabe ist. Weil Depression eine Krankheit ist, gibt es dafür spezielle Ärzte oder Fachleute. Erzählen Sie den Kindern davon, dass Sie solche Hilfe in Anspruch nehmen. Vielleicht haben die Kinder auch schon bemerkt, dass Sie selbst neue Hobbys pflegen, z. B. weil Sie Entspannungstechniken lernen und daher im Wohnzimmer auf dem Boden liegen, weil Sie im Garten QiGong praktizieren oder weil Sie sich nun künstlerisch betätigen und Bilder malen. Sie können erklären, dass Sie lernen, selbst etwas dafür zu tun, dass Sie sich gut fühlen. Dies ist ein Teil der Therapie, der Kindern gut verständlich gemacht werden kann. Das Berichten vom Aufarbeiten von lebensgeschichtlichen Verlusterfahrungen wird Kinder jedoch meist überfordern. Manchmal ist es nötig, Kindern zu erklären, warum Sie bestimmte Personen meiden, z. B. die Großeltern nicht besuchen. Wenn Kinder klein sind, reicht es aus, zu sagen, dass Sie von Ihren Eltern verletzt wurden. Wenn Kinder von sich aus nachfragen und mehr wissen wollen, dürfen Sie darauf verweisen, dass Sie dieses zunächst mit anderen Erwachsenen besprechen möchten, falls die Frage Sie zu sehr belastet. Sonst können Sie kurze Erklärungen abgeben, wie: »Der Opa hat mich immer geschlagen, wenn ich etwas falsch gemacht habe«, ohne Ihr eigenes Leid in den Vordergrund zu stellen. So schützen Sie die Kinder davor, in eine Therapeutenrolle zu gehen.

Die Kinder werden durch das Wissen um die Therapie davon befreit, sich Sorgen darum machen zu müssen, wie die Eltern gesund werden könnten. Sie bekommen dadurch auch Antwort auf die dritte Frage, ob es Hoffnung gibt, denn Therapie ist dazu da, um zu heilen.

Ihre Kinder können für sich selbst auch von dem profitieren, was Sie als Eltern in Bezug auf Selbstfürsorge gelernt haben, denn auch Kinder können etwas für sich selbst tun, wenn Vater oder Mutter eine depressive Phase haben. Überlegen Sie gemeinsam mit dem Kind, womit es sich dann beschäftigen könnte, z. B. Malen, ein Buch lesen, Fußball spielen. Geben Sie dem Kind das Gefühl, dass es ok ist, wenn es fröhlich ist, obwohl es Ihnen schlecht geht, und dass Sie sich darüber freuen. Die Übung 10 kann Sie bei unterstützen.

Übung 10 • Kinder zur Selbstfürsorge ermuntern

Erzählen Sie Ihrem Kind davon, was Sie selbst über Selbstfürsorge gelernt haben und welche Tätigkeiten Sie zur Selbstfürsorge ausüben.

Dann überlegen Sie zusammen mit dem Kind, was es tun kann, wenn es ihm schlecht geht, ob es lieber allein ist oder mit anderen zusammen. Erstellen Sie gemeinsam eine kleine Liste von wenigstens fünf Tätigkeiten, z. B. raus gehen und mit anderen Kindern Fußball spielen, Comics lesen, Computer spielen, Musik hören …

(1) ………………………………………………………………………

(2) ………………………………………………………………………

(3) ………………………………………………………………………

(4) ………………………………………………………………………

(5) ………………………………………………………………………

Ermuntern Sie ihr Kind zu diesen Tätigkeiten, wenn es Ihnen schlecht geht.

Realistische Hoffnung vermitteln. Die Tatsache, dass es spezielle Ärzte und Fachleute gibt, bedeutet auch, dass es Hoffnung gibt. Erwachsene haben Mittel und Wege gefunden, um die Krankheit zu behandeln oder mit der Krankheit gut umzugehen, sodass ein weitgehend »normales« Leben möglich ist. Diese Hoffnung ist die wichtigste Botschaft, die bei der Erklärung der Depression vermittelt werden sollte. Es sollte aber eine realistische Hoffnung sein. Oft heißt das, dass die Krankheit vielleicht wiederkommt, aber dass sie auch für lange Zeit verschwinden kann. Falls sie wiederkommt, gibt es Handlungsmöglichkeiten. Zusammen mit den Eltern müssen Kinder vielleicht Geduld haben, aber es gibt gute Gründe für Zuversicht.

In einer hoffnungslosen Phase sollten Sie sich von den Kindern fernhalten, um sie nicht zu ängstigen. Geben Sie Fehler zu, wenn Sie wegen der Depression gereizt und laut waren oder gar nicht reagiert haben. Erklären Sie den Zusammenhang mit der Depression ohne die Krankheit als Rechtfertigung zu benutzen. Sagen Sie, dass Sie sich bemühen, sich in der Zukunft anders zu verhalten.

Ausführlichkeit. Wie ausführlich Informationen zur Wirkungsweise und zur Ursache der Krankheit sein können, hängt von der Offenheit und dem Alter des Kindes ab. Ältere Kinder oder Jugendliche interessieren sich manchmal schon für Fragen wie Vererbbarkeit von Krankheiten und die Folgen für die eigene Gesundheit. Auch hier ist es wichtig, dass es Hoffnung gibt, nicht zwangsläufig auch betroffen zu sein, und Handlungsmöglichkeiten zu haben. Es gibt auch Informationsmaterial für Kinder und Jugendliche, das Sie bestellen und den Kindern zur Verfügung stellen können. Hinweise dazu finden Sie in Kapitel 8. Auch Beratungsstellen für Kinder und Jugendliche können Ihren Kindern helfen, sich über solche Fragen klarer zu werden. Ab der Pubertät suchen Kinder oft nach Möglichkeiten, außerhalb der eigenen Familie Informationen und Unterstützung zu erhalten. Sie können ihnen den Weg dahin ebnen.

Über Gefühle sprechen. Es ist unbedingt erforderlich, eine Atmosphäre zu schaffen, in der über Gefühle gesprochen werden kann, und in der die Kinder ihre Fragen stellen dürfen. Ebenso wichtig ist es jedoch, dass auch Sie selbst die Initiative zum Gespräch ergreifen, wenn Sie in einer ruhigen und ausgeglichenen Stimmung sind. Übung 11 kann Sie darin unterstützen, mit Ihren Kindern über Gefühle zu sprechen.

Übung 11 • Mit Kindern über Gefühle sprechen

Um mit Kindern über Gefühle sprechen zu können, malen Sie die folgenden Gesichter vor den Augen Ihrer Kinder auf ein Blatt Papier. Lassen Sie das Kind eine Farbe für das Gesicht auswählen und fragen Sie, warum diese Farbe gut passt.

Sprechen Sie darüber, welche Gefühle ein Gesicht ausdrückt und wann Sie selbst ein solches Gefühl hatten. Lassen Sie das Kind dann erzählen, ob es solche Gefühle auch kennt und wann es sie hatte. Sie geben dem Kind damit die Gelegenheit, auszusprechen, was es bedrückt, und helfen Sie ihm dadurch, sich nicht einsam zu fühlen.

Fangen Sie mit dem fröhlichen Gesicht an:

(Angelehnt an Glistrup, 2020)

3.2 Den Bedürfnissen des Kindes Raum geben

Die Welt des Kindes besteht keineswegs nur aus der Erkrankung des Elternteils. Auch ihre eigene Welt muss gesehen werden und Beachtung finden, damit das Kind das Gefühl hat, wichtig zu sein. Kummer darüber, ausgelacht worden zu sein, nicht zu einem Geburtstag eingeladen worden zu sein, in der Mathearbeit viele Fehler zu haben, Stolz darüber, ohne Stützräder Fahrrad fahren zu können, ein schönes Bild gemalt zu haben, fünf Meter unter Wasser tauchen zu können, ein gutes Referat gehalten zu haben usw. brauchen Beachtung.

Sich Zeit nehmen. In Ihrer Situation werden Sie die Unterstützung des Kindes nicht in der gewohnten Form allein leisten können. Überlegen Sie realistisch, wieviel gute konzentrierte Zeit Sie den Kindern bieten können. Es ist wichtig, dass ein Kind grundsätzlich weiß und spüren kann, dass es für Sie sehr wichtig ist, dass Sie es lieben. Wenn in den ersten Lebensjahren eine grundlegende Bindung zwischen Eltern und Kind geschaffen wurde, wird sie auch eine Zeit der weniger intensiven Betreuung überdauern können.

Der Umfang der gemeinsamen Zeit ist dann weniger wichtig. Auch andere Erwachsene können einen Teil der oben genannten Aufgaben übernehmen und z. B. Ihr Kind trösten oder bei Erfolgen loben. Es ist wichtiger, dass Ihr Kind gute Zeiten mit Ihnen hat, als dass es viel Zeit mit Ihnen verbringt. Wenn Sie ausreichend Zeit haben, Ihre eigenen Emotionen ins Gleichgewicht zu bringen, können Sie anschließend dem Kind mehr geben.

Denken Sie also darüber nach, ob sich vielleicht die Kinderbetreuungszeiten in der Kita verlängern lassen, ob Ihr Kind in eine Hausaufgabenbetreuung geht, ob es bei einer befreundeten Familie einen Teil des Tages verbringen kann, ob Sie eine Tagesmutter engagieren können, ob Ihr Kind in eine Freizeitgruppe geht, ob Großeltern helfen können. Es gibt viele Orte, an denen Ihr Kind Selbstvertrauen gewinnen und sich geborgen fühlen kann. Nehmen Sie soziale Unterstützung an. Sie müssen dafür nicht allein zuständig sein. Sie werden dadurch für Ihr Kind nicht »überflüssig« und es bedeutet auch nicht, dass Sie Ihr Kind an andere »abschieben«. Dies sind verzerrte Gedanken, die die Depression Ihnen eingeben kann. Es würde Ihrem Kind sehr schaden, wenn Sie nicht da wären. Als Vater oder Mutter werden Sie für Ihr Kind immer eine zentral wichtige Person sein.

Für Ihr Kind ist es sehr wertvoll, wenn Sie in den energiereichen, besseren Zeiten sich auf das Kind einlassen und sich mit ihm beschäftigen. Dadurch entsteht Nähe und es bildet sich ein emotionales Polster, um auch wieder schwierigere Momente durchzustehen.

Kontakte fördern. Es tut dem Kind gut, wenn es außer dem engsten Familienkreis noch weitere wichtige Menschen in seinem Leben hat. In dem Roman »About a boy« beschreibt Nick Hornby, wie der Junge Marcus, der mit einer alleinerziehenden, depressiven Mutter aufwächst, einen guten Halt findet. Ermutigt durch einen Zufallsbekannten seiner Mutter, den er hartnäckig verfolgt, gelingt es ihm, immer besser mit anderen Kindern und Jugendlichen in Kontakt zu kommen. Schließlich sagt Marcus über sich: »Ich kann es nicht beschreiben, aber ich fühle mich sicherer als früher, weil ich mehr Leute kenne. Eigentlich hatte ich nur Angst, weil ich fand, zwei wären nicht genug und jetzt sind wir nicht mehr nur zu zweit. Ich habe jede Menge Leute. Und so ist man viel besser dran.« Marcus ist schließlich davon überzeugt, dass er Wege weiß, mit allem zurecht zu kommen, denn er wusste, was er machen musste, um mit anderen Menschen in Kontakt zu kommen, auf die er Vertrauen setzen konnte. Er denkt sich schließlich: »Man könnte ein Gerüst aus Menschen bauen. Es funktionierte nicht bei jedem … Aber bei ihm würde es funktionieren.« Unterstützen Sie Ihr Kind dabei, ein solches Gerüst aus Menschen zu bauen.

Marcus in diesem Roman ist auf dem Weg zu einem resilienten Jugendlichen. Resiliente Jugendliche sind dadurch gekennzeichnet, dass sie sich als getrennt von der Krankheit der Eltern wahrnehmen und sich nicht für deren Situation verantwortlich fühlen. Sie handeln unabhängig von ihren Eltern, suchen unabhängige Beziehungen und kommen in der Schule allein zurecht. Sie verfügen über eine gute Selbsteinschätzung, und sie wissen um Möglichkeiten, sich selbst Gutes zu tun. Eltern können diesen Weg fördern, indem sie den heranwachsenden Kindern Selbstständigkeit zugestehen. Die Bindung zu den Eltern bleibt trotzdem bestehen, die Eltern sind Ihren Kindern bei dieser Entwicklung trotzdem immer eine Stütze.

Bindungsaufbau. Schwieriger ist die Situation, wenn die Depression unmittelbar nach der Geburt aufgetreten ist. Hier muss eine Bindungsfähigkeit des Kindes erst hergestellt werden. Das Kind »in den Blick nehmen« ist dann ganz konkret gemeint. Es geht um

Blickkontakt, anlächeln und feinfühlige Reaktion auf Signale des Unwohlseins. Auch Säuglinge sind bereits in der Lage, mit den sorgetragenden Erwachsenen zu kommunizieren (Stern, 2020). Auch in dieser frühen Phase ist das Kind schon ein eigener Mensch, dessen Reaktionen ernst genommen werden müssen. Dadurch wird eine erste Bindunghergestellt. Sie trägt später auch durch Zeiten, in denen Sie weniger da sein können.

Wenn die Depression diese grundlegende Bindung behindert, fragen Sie bei der Hebamme nach Hilfsmöglichkeiten. Es gibt Programme, die Mütter gerade in dieser frühen Phase an die Hand nehmen. Eine der Möglichkeiten, Sie zu unterstützen, besteht darin, dass Ihr Umgang mit dem Säugling auf Video aufgenommen wird. Anschließend können Sie sehen, wann Ihr Kind lächelt und Zeichen des Wohlfühlens gibt. Sie wissen dann, welche Ihrer Reaktionen für das Kind bestärkend sind. Grundlegend sind drei Verhaltensweisen: körperliche Nähe, Anschauen und Lächeln.

Übung 12 greift diese grundlegenden Erkenntnisse aus der Bindungsforschung bei Säuglingen auf.

Übung 12 • Lächelspiele

Es gehört zu den grundlegenden angeborenen menschlichen Verhaltensweisen, dass wir andere Menschen, die wir im Blick haben, anlächeln. Ein kleiner Säugling nimmt so bereits Kontakt zu seiner Umwelt auf, indem er andere Menschen spontan anlächelt. Die freundliche Reaktion seines Gegenübers, die in Augenkontakt und im Zurücklächeln besteht, gibt dem Säugling bereits das Gefühl, »du wirst wahrgenommen«, »du bist wichtig«. Schon mit drei bis sechs Monaten weiten sich diese Begegnungen in regelrechte »Lächelspiele« aus, bei denen sich die Augen der beiden Gegenüber in einem vom Baby bestimmten Rhythmus treffen. Indem die Erwachsenen sich auf diesen Rhythmus einlassen, wird dem Kind das Signal gegeben, etwas bewirken zu können und in seiner Eigenart respektiert zu werden. Andererseits hat das Lächeln des Kindes eine positive Rückwirkung auch auf den Erwachsenen: Bei beiden Seiten führt das gegenseitige Sich-Anlächeln zu einer vermehrten Oxytocin-Ausschüttung im Gehirn, was ein positives Empfinden auslöst und das Wohlbefinden steigert. Gleichzeitig erhöht das Hormon Oxytocin die Sensibilität für den anderen und damit die Bindungsfähigkeit.

In einer Depression kann dieses normalerweise unbewusst ausgeführte Wechselspiel beeinträchtigt sein. Deshalb müssen Sie es vielleicht ganz bewusst ausführen:

- Suchen Sie Blickkontakt mit dem Kind und lächeln Sie.
- Beobachten Sie, was geschieht:
  - Lächelt das Kind zurück? Dann ist es bereit für ein kleines Spiel und Sie können das Spiel fortführen, z. B. indem Sie ein Geräusch von sich geben, dem Kind einen Gegenstand zeigen ....
  - Wendet es den Blick ab? Dann will es vielleicht zeigen, dass es schon über einen Eigensinn verfügt. Dann wird es selbst die Initiative ergreifen und selbst bestimmen, wann es zurücklächelt. Lassen Sie sich auf seinen Rhythmus ein.
- Wenn das Kind gar nicht den Blickkontakt sucht, ist es vielleicht müde und braucht Ruhe. Interpretieren Sie dies nicht Zurückweisung. Starten Sie in diesem Fall erst einmal keine weiteren Aktionen, sondern versuchen Sie es später noch einmal.

Blickkontakt und Anlächeln sind so grundlegende Verhaltensmuster des Kontakts, dass wir sie auch mit älteren Kindern und auch unter Partnern immer mal wieder anwenden sollten. Wichtig ist auch hier, eine fehlende Reaktion nicht als Zurückweisung zu empfinden, sondern oft eher als Ausdruck des Eigensinns. Sind Kinder in Phasen, in denen die Selbstbehauptung im Vordergrund steht, z. B. in der Pubertät, werden sie vielleicht eher mit einer Grimasse als mit Zurücklächeln antworten. Sie können dann auch mit einer Grimasse reagieren. Auch das ist ein Zeichen des »Sich-gegenseitig-Wahrnehmens« und eine Form des Kontakthaltens ohne große Worte. Es ist auch ein Zeichen dafür, dass Sie Autonomie respektieren, was für ältere Kinder sehr wichtig sein kann.

3.3 Die Überforderung des Kindes vermeiden

Praktische Selbstständigkeit. Kinder, die mit psychisch belasteten Elternteilen aufwachsen, werden oft sehr früh selbstständig. Sie lernen früher als andere Kinder, ein Mittagessen zuzubereiten, die Waschmaschine zu bedienen, Einkäufe zu erledigen. In kleinerem Umfang ist das nicht bedenklich, wenn ausreichend Zeit für die eigenen Belange wie Schule, Freundschaften und Freizeit bleibt. Für das Selbstbewusstsein des Kindes kann dies sogar förderlich sein, denn es erlebt sich als sehr »selbstwirksam«. Eine Grenze wird aber überschritten, wenn Ihre Kinder dauerhaft in eine Elternrolle hineingeraten und sich das Eltern-Kind-Verhältnis umdreht. Die Richtung der Fürsorge sollte in der gesamten Kinder- und Jugendzeit überwiegend von der älteren Generation hin zur jüngeren verlaufen.

Emotionale Überforderung. Frühe Selbstständigkeit in praktischen Dingen ist für Kinder nicht unbedingt nachteilig. Risikoreich für die eigene Persönlichkeitsentwicklung der Kinder ist es jedoch, wenn sie versuchen, die Verantwortung für die emotionale Stabilität der Erwachsenen zu übernehmen. Diese Kinder versuchen, immer fröhlich zu sein, um die Eltern aufzumuntern. Sie trauen sich nicht, ihre Probleme anzusprechen, weil sie glauben, dass die Eltern keine weiteren Sorgen tragen können. Sie trauen sich nicht, ihre Probleme anderen anzuvertrauen, weil sie die Familie schützen wollen. Dadurch geraten sie in eine Situation der emotionalen Überforderung.

Um die Kinder aus dem Verantwortungsgefühl für Sie zu entlassen, ist es wichtig, dass Sie den Kindern erzählen, was Sie selbst gegen die Krankheit tun. Sagen Sie, dass Sie psychologische Beratung oder Therapie in Anspruch nehmen, dass Sie andere Erwachsene haben, die Sie unterstützen, und dass Sie als Paar zusammenstehen und gemeinsam die Krankheit bewältigen werden.

Hilfreiche andere Erwachsene. Möglicherweise sind Sie nicht durchgehend in der Lage, Ihrem Kind einen ausreichenden Eindruck von Stärke zu vermitteln, sodass es sich mit seinen Sorgen bedenkenlos an Sie wenden kann. Überlegen Sie, wo das Kind einen anderen Erwachsenen finden kann, zu dem es eine gute Beziehung hat und dem es sich rückhaltlos anvertrauen kann. Vielleicht gibt es jemanden in der Familie, einen Onkel, eine Tante, Großeltern oder Paten? Erlauben Sie Ihrem Kind ausdrücklich, mit dieser vertrauten Person über alles zu reden. Es darf nicht zum Geheimnisträger werden. Das ist eine Rolle, die einsam macht.

Überlegen Sie ansonsten, wo Sie professionelle Hilfe bekommen können. Sind Kinder überfordert, signalisieren sie dies auf zweierlei Weise: durch stillen Rückzug oder durch störendes, aggressives Verhalten. Die Beratungsstellen für Eltern, Kinder und Jugendliche, die es in jedem Landkreis gibt (oft »Erziehungsberatungsstellen« genannt), sind für Kinder in solchen Situationen da. Wenn Ihr Kind sehr belastet ist, können auch Kinder- und Jugendpsychotherapeuten in Frage kommen.

Erkunden Sie, ob es in der Schule oder im Kindergarten Offenheit und Vorwissen bzw. Erfahrung in Bezug auf psychische Erkrankungen gibt. Erklären Sie vertrauenswürdigen Erzieherinnen und Klassenlehrerinnen oder Schulsozialarbeitern Ihre Situation. Sie sollten nicht aus Schamgefühl Hilfe von außen blockieren. Sie können auch verantwortungsvolle Eltern sein, indem Sie einen Teil Ihrer Fürsorgepflicht eine Zeit lang mit anderen vertrauenswürdigen Erwachsenen teilen.

Geben Sie, was Sie können. Wenn Sie an Grenzen geraten, beziehen Sie andere mit ein.

Übung 13 greift noch einmal wichtige Gesichtspunkte des Schutzes der Kinder auf. Sie hat drei Ziele:

- Sie können sich selbst bewusst machen, dass Sie weiterhin eine sehr wichtige Person für Ihr Kind sind,

- Sie können sich gegenseitig in Ihrer Elternrolle bestätigen und
- sie zeigt Ihnen auch, dass Sie nicht alles selbst leisten müssen.

Übung 13 • Was Kinder brauchen

Eine gute seelische Entwicklung der Kinder setzt sich aus verschiedenen Bausteinen zusammen. Vieles davon werden Sie den Kindern trotz Ihrer Situation geben können. In einer depressiven Phase verlieren Sie aber vielleicht den Blick dafür. Sie zweifeln daran, ob Sie ein guter Vater/eine gute Mutter sein können. Machen Sie sich bewusst, was Sie alles geben können – es ist vielleicht mehr als Sie glauben.

Zum Glück müssen Sie Ihren Kindern das aber nicht alles allein geben. Sie sind als Eltern zu zweit, und es gibt auch noch andere wichtige Menschen für Ihr Kind (z. B. Großeltern, Tanten, Onkel, andere Verwandte, Lehrkräfte, Kitapersonal, enge Freunde der Familie).

Um sich deutlich zu machen, was Sie geben und was andere geben können, betrachten Sie einmal die folgende Liste von dem, was Kinder brauchen:

Was davon geben Sie selbst, und was davon bekommt Ihr Kind auch von anderen? Füllen Sie jeder für sich die Liste aus und tauschen Sie sich anschließend darüber aus.

Wer gibt was?	Ich	Du	Wer noch?
Deutliche Regeln und Grenzen Die Kinder müssen wissen, was erlaubt ist und was nicht. Das gibt ihnen ein sicheres Gefühl.			
Aufmerksamkeit und Lob Kinder müssen wissen, dass sie etwas können und dabei gesehen werden. Alle Kinder, auch kleine Nervensägen und pubertäre Querschläger, machen viele Dinge gut.			

Wer gibt was?	**Ich**	**Du**	**Wer noch?**
Wärme und Liebe Ein Lächeln, ein Augenzwinkern, eine Umarmung, die Möglichkeit zu kuscheln tun gut. Kinder brauchen das noch mehr als Erwachsene.			
Die Möglichkeit, Gefühle auszudrücken Wir alle haben Gefühle: angenehme und unangenehme. Sie aussprechen zu können und verstanden zu werden, schafft Geborgenheit.			
Die Erfahrung, ernstgenommen zu werden Wir möchten alle, dass auf uns Rücksicht genommen wird, dass wir als Persönlichkeiten wahrgenommen werden. Kinder wollen das auch. Das bedeutet, dass wir ihnen manchmal genau zuhören müssen, um zu merken, was sie jetzt brauchen.			
Geduld Kinder müssen viel lernen. Das geht nicht alles auf einmal. Und es ist wunderbar für sie, wenn das jemand versteht und akzeptiert.			
Die Möglichkeit zu zeigen, was sie können Alle Kinder müssen irgendwann selbstständig werden. Das gelingt nur, wenn sie ab und zu zeigen können, was sie schon alles können, und bei weiteren Schritten angemessen gefördert werden.			

Wer gibt was?	Ich	Du	Wer noch?
Ein Vorbild, dem sie nacheifern können Jedes Kind sucht sich jemandem, dem es später ähnlich sein will. Eltern, ältere Geschwister, Freunde, Fußballtrainer, Lehrerinnen – sie alle können ein solches Vorbild sein.			

4 Alte Verletzungen heilen

4.1 Die Chancen und Grenzen der Liebe

Die Bedeutung negativer Lebenserfahrungen. Viele Depressionen haben ihre Wurzeln in früheren Lebenserfahrungen im Elternhaus. Hier werden grundlegende Muster geprägt, wie wir uns selbst und wie wir die Beziehungen zu anderen Menschen wahrnehmen. Ob wir uns selbst für klug, kompetent und stark halten oder für schwach und hilflos, ob wir Beziehungen für verlässlich und unterstützend halten oder für unzuverlässig, einengend und bedrohlich, hängt zu einem erheblichen Teil von unseren Kindheitserfahrungen ab. Die Selbstwertzweifel, die Schuldgefühle und die Gedanken der Hoffnungslosigkeit, die zu den Symptomen der Depression gehören, können hier ihren Anfang genommen haben. Wenn Sie eine Depression überwinden wollen, müssen Sie sich daher oft mit negativen Kindheitserfahrungen auseinandersetzen, die Ihr Bild von sich selbst und auch das Bild von der Verlässlichkeit anderer Menschen geprägt haben.

Wer solche negativen Kindheitserfahrungen machen musste, bringt meist in die Paarbeziehung bewusst oder unbewusst die Sehnsucht ein, dass die im früheren Leben davongetragenen Verletzungen dort geheilt werden können. Denn all das, was wir in der Kindheit zu einem gesunden Aufwachsen brauchen und doch oft schmerzlich vermisst haben, nämlich Geborgenheit, Sicherheit, Wertschätzung und Unterstützung bei der Entfaltung unserer Persönlichkeit, ist gleichzeitig auch das, was wir uns von einer glücklichen Partnerschaft erhoffen. Was liegt also näher als der Wunsch, dass wir das, was wir in der Kindheit vermisst haben, später in unserer Partnerschaft nachholen können?

Sie beide haben als Paar aber gerade durch die Depression auch schon die Erfahrung gemacht, dass die Heilung früher Verletzungen nicht so einfach ist. Die Partnerschaft kann ihren Beitrag leisten, wenn Hemmnisse überwunden werden. Das Unglück der Kindheit aber lässt sich durch eine Partnerschaft nicht einfach auslöschen, nicht »weglieben«, auch wenn Zuneigung und guter Wille da sind. Woran liegt das?

Der Unterschied zwischen kindlicher und erwachsener Liebe. Zunächst sind Sie als Erwachsene in einer anderen Situation als ein Kind. Sie haben einerseits mehr Möglichkeiten und Fähigkeiten und andererseits andere Aufgaben zu bewältigen. So ist auch Ihre partnerschaftliche Beziehung zu einem anderen Erwachsenen eine andere Beziehung als die zu Ihren Eltern. Sie unterscheidet sich vor allem in dem geringeren Ausmaß an Abhängigkeit und dem höheren Maß an Eigenverantwortung, das Sie in Beziehungen zu anderen Erwachsenen haben können. Eine glückliche Beziehung als Erwachsene ist eine Beziehung auf Augenhöhe. Eine Beziehung, in der wir wieder überwiegend Kind sein würden, entspricht nicht den Bedürfnissen von Erwachsenen. »Mein Mann ist wie ein drittes Kind«, beschrieb eine Frau ihr Empfinden gegenüber ihrem depressiven Mann. Obwohl viel Fürsorglichkeit in dem Satz mitschwingt, wird ein solches Verhältnis beiden nicht gerecht. Der Mann kann seine starken, erwachsenen Seiten nicht zur Geltung bringen, die Frau wird durch die Festlegung auf die Rolle der Starken auf die Dauer überfordert.

Blockaden gegenüber der Liebe. Die Ursache für die Grenzen der Liebe bei der Heilung kindlicher Verletzungen liegt auch darin begründet, dass die Prägungen aus unserer Kindheit oft verhindern, dass die Liebe, die wir in der Gegenwart erfahren, überhaupt in unserem Innern ankommt. Es gibt mindestens zwei wichtige Hemmnisse, die verhindern, dass partnerschaftliche Liebe sich positiv auf das eigene Lebensgefühl auswirken kann: (1) sind das falsche Glaubenssätze über sich selbst und (2) ist es ein unsicherer ängstlicher oder vermeidender Bindungsstil. Beides sind Mitbringsel aus früheren Lebensphasen, die die positive Auswirkung der Liebe auf das Lebensgefühl verhindern. Auf diese beiden Hemmnisse wird deshalb in den Abschnitten 4.2 und 5.1 ausführlich eingegangen.

Für Ihre partnerschaftliche Unterstützung in einer Depression bedeutet das, dass sie oft erst dann tatsächlich wirken kann, wenn diese Hemmnisse erkannt und beseitigt werden. Liebe allein heilt deshalb nicht. Sie muss ergänzt werden durch ein Verstehen der eigenen inneren Blockaden und depressionserzeugenden Anteile. Dies kann durch Selbstreflexion geschehen. Dafür gibt es im Folgenden viele Anregungen. Bei einer schweren Depression oder wenn die eigenen Kindheitsverletzungen sehr tief im Innern vergraben und nicht zugänglich sind, ist es oft aber erst durch eine Therapie in einem umfangreicheren Ausmaß möglich, diese Blockaden zu erkennen und zu lösen.

Schließlich hat die Depression auch einen physiologischen Aspekt, der ebenso wenig wie andere körperliche Erkrankungen vollständig durch Zuneigung zum Verschwinden gebracht werden kann, obwohl Zuwendung, wie z. B. das Halten der Hand, auch positive Auswirkungen auf körperliche Beeinträchtigungen hat.

Mitgefühl entwickeln. Wenn Sie sich auf die Spuren der eigenen Lebensgeschichte begeben, um Ursachen Ihrer Depression zu verstehen, ist dies kein leichter Prozess. Sich zu sagen: »Meine Bedürfnisse wurden als Kind verletzt«, erfordert oft eine neue Sicht auf sich selbst und auch auf die eigene Familie, mit der es vielleicht auch in der Gegenwart einen engen Kontakt gibt. Die neue Sicht auf sich selbst enthält auch schmerzhafte Einsichten, wie »Ich bin verletzbar/verwundbar.«, »Ich habe Schwächen.«, »Ich bewältige manche Lebenssituationen aufgrund meiner Kindheit nicht so leicht wie andere.«. Solche Einsichten können auch als beschämend erlebt werden. Oft wuchsen depressive Menschen in Elternhäusern auf, die Schwächen nicht tolerierten. Sich selbst gegenüber Mitgefühl, aber auch Wertschätzung und Achtung zu entwickeln, gehört zu den wichtigsten Schritten der Heilung. Wichtig für die Heilung ist aber auch, wie diese Verwundbarkeit und Schwäche in Ihrer Partnerschaft gesehen sind.

Können Sie als Partner für diese Verletzungen der Kindheit Verständnis und Mitgefühl aufbringen? Oder ist Ihre Einstellung zu Schwäche eher durch den Grundsatz geprägt: »Da muss man eben die Zähne zusammenreißen«? Es ist gar nicht so selten, dass sich zwei Menschen zusammenfinden, die beide schwierige Kindheitserfahrungen zu bewältigen haben. Während bei dem depressiven Partner die Schutzstrategie gegen den Kindheitsschmerz zusammengebrochen ist, kann der andere seinen Schutzwall vielleicht noch aufrechterhalten. Dann kann Mitgefühl schwierig sein – das Mitgefühl mit den eigenen inneren kindlichen Verletzungen muss schließlich auch in Schach gehalten werden.

Möglicherweise erscheint Ihnen als Partner die Auseinandersetzung mit der eigenen Lebensgeschichte wenig nutzbringend, und Sie empfinden es als eher schädlich und beängstigend, in der eigenen Lebensgeschichte herumzustochern. Versuchen Sie in diesem Fall, den Weg, den Ihre Partnerin in der Therapie gehen wird, wenigstens mit einer Haltung des neugierigen Interesses zu begleiten.

Das verletzte Kind sehen. Das Verstehen der Zusammenhänge zwischen den eigenen Kindheitserfahrungen und der depressiven Verstimmungen in der Gegenwart vollzieht sich oft erst Schritt für Schritt. Nach einer Therapiesitzung, in der den früheren Verletzungen nachgegangen wurde, geht es den Betroffenen meistens eher schlecht. Wenn Sie es auch so erleben und Sie nach der Therapie sehr aufgewühlt sind, wird es Ihnen schwerfallen, Ihrer Partnerin davon zu berichten. Es ist gut, dann abzuwarten, und durch gegenwärtige Tätigkeiten wieder Abstand zu den kindlichen Erfahrungen zu gewinnen. Ist dieser Abstand wiederhergestellt, teilen Sie Ihrer Partnerin zumindest kurz mit, womit Sie sich innerlich beschäftigen. Die Entscheidung über den Zeitpunkt und die Ausführlichkeit der Information liegt ganz bei Ihnen, denn nur Sie kennen die Grenzen Ihrer Belastbarkeit.

Damit frühe Verletzungen der Kindheit in der Gegenwart möglichst heilen können, muss in der Partnerschaft ein Klima des Mitgefühls mit dem verletzten Kind bestehen. Sie beide müssen wenigstens eine ungefähre Vorstellung von den Verletzungen der Kindheit haben. Das Bündnis, das Sie gegen die Depression schließen, beinhaltet dann auch, dass Sie beide versuchen, für das verletzte innere Kind gute Eltern zu sein. Dann ist es möglich, Versäumtes und Vermisstes aus der Kindheit in der heutigen

Partnerschaft nachzuholen. Wenn Sie sich beide auf diesen Blick in die Vergangenheit einlassen können, werden Sie zu einem tieferen Verständnis des Partners gelangen. Für Sie beide ist das ein Gewinn an Nähe. Wie dieser Blick in die Vergangenheit genauer aussehen kann, wird in Abschnitt 5.4 beschrieben. Er wird erst wirken, wenn zunächst die Blockaden gelöst werden. Der Wunsch, den Verletzungen der Kindheit in der Partnerschaft nachzugehen, sollte immer von der erkrankten Person ausgehen. Auch wenn Sie als Partner den Eindruck haben, es gehe mit der Heilung zu langsam voran, ist es nicht Ihre Aufgabe, einen Zusammenhang zur Kindheit herzustellen. Dies ist der Therapie und der Selbstreflexion vorbehalten.

Dieser Weg, die Bedeutsamkeit der Vergangenheit nachzuspüren, ist schwierig und langwierig, aber ohne diese Mühe sind Sie immer wieder in Gefahr, unbewusst unheilvolle und krankmachende Verhaltensmuster zu wiederholen. Liebe, Zuneigung und guter Wille Ihrer Partnerin laufen ins Leere, solange diese Hemmnisse nicht beseitigt sind.

4.2 Falsche Glaubenssätze verändern

Wenn Ihre Depression durch frühe Lebenserfahrungen mitverursacht wurde, ist es sehr wahrscheinlich, dass in Ihnen bestimmte Denkmuster und Überzeugungen verankert sind, die Ihre Depressionen am Laufen halten. Glaubenssätze über sich selbst, die besonders häufig mit einer Depression verbunden sind, sind: »Ich bin nicht wichtig.«, »Ich bin allein.« und »Ich kann nichts.«. Die kognitive Verhaltenstherapie beruht darauf, diesen Denkmustern und Glaubensätzen über sich selbst nachzuspüren und sie zu korrigieren, wenn sie zur Auslösung und Aufrechterhaltung der Depression beigetragen haben (Beck, 2017). Hier geht es um tiefe Prägungen, die über lange Jahre Spuren in Ihrem Kopf hinterlassen haben.

Stellen Sie sich Ihre Gedanken wie einen Fluss vor. Über viele Jahre haben sich Ihre Gedanken ein Flussbett in Ihrem Kopf gegraben. Automatisch fließen die Gedanken immer wieder durch dieses Flussbett. Vielleicht haben Sie es in Ihrem Leben schon einmal geschafft, den Fluss durch ein Wehr aufzuhalten, aber die Depression lässt dieses Wehr zusammenstürzen. Die Gedanken nehmen wieder den alten negativen Verlauf. Ein neues Flussbrett zu graben ist eine sehr mühevolle und langwierige Aufgabe. Haben Sie deshalb Geduld mit sich selbst und mit Ihrer Partnerin.

Unsere Art zu denken erscheint uns absolut selbstverständlich und angemessen. Es ist deshalb sehr schwer einzusehen, dass unser Denken der Wirklichkeit möglicherweise nicht entspricht. Die durch die Kindheit mitbestimmten Gefühle und Gedanken können aber in der Partnerschaft zu vielen Fehldeutungen und Missverständnissen führen, die für Sie beide schmerzhaft und frustrierend sind. Hinzukommt, dass Angehörige auf diese Glaubenssätze oft in einer Weise reagieren, die diese Denkmuster bestätigen oder vertiefen. Dann wird ein Teufelskreis in Gang gesetzt, aus dem nur schwer herauszukommen ist. Dies ist einer der Gründe, warum Depressionen so oft mit heftigen Paarkonflikten einhergehen.

Die folgenden Beispiele unterstützen Sie darin, mögliche eigene Muster zu erkennen. Vielleicht kommt Ihnen einiges bekannt vor. Dies wäre eine Chance, denn um diese Prozesse zu stoppen ist es nötig, dass Sie sich die verhängnisvollen Prozesse, die zwischen Ihnen vielleicht ablaufen, bewusst machen.

4.2.1 »Ich bin nicht wichtig«

Vielleicht haben Sie in ihrer Kindheit oft die Erfahrung gemacht, dass ihre Bedürfnisse von den Erwachsenen nicht wahrgenommen oder übergangen wurden, dass Sie in Ihrem Elternhaus keine »wichtige« Person waren. Dies kann z. B. der Fall sein, wenn Sie in einem Geschäftshaushalt aufwachsen sind, in dem die Erwachsenen alle Hände voll damit zu tun hatten, die eigene wirtschaftliche Existenz zu sichern, oder wenn Sie sich nach der Trennung der Eltern ungefragt mit mehreren Umzügen und neuen Haushaltskonstellationen arrangieren mussten, oder wenn ein erkranktes

Familienmitglied alle Aufmerksamkeit auf sich zog. Trotzdem werden Sie nicht unbedingt das Gefühl haben, dass Sie eine besonders schwere Kindheit hatten. Sie werden Ihr Elternhaus vielleicht eher als »normal« bezeichnen. Einem Kind fehlt der Vergleich, wie es anders sein könnte, und viele Kinder entwickeln Strategien, mit den Bedingungen im Elternhaus emotional zurecht zu kommen.

Solche oder ähnliche Konstellationen bilden aber die Grundlage der Überzeugung »Ich bin nicht wichtig« oder verwandter Überzeugungen, die ein geringes Selbstwertgefühl zur Folge haben. Sie müssen nicht bewusst sein, aber bestimmen unbewusst das eigene Handeln. Sie können auch lange Zeit verdeckt sein, weil es gelingt, sich doch durch besondere Anstrengungen wichtig zu fühlen, z. B. durch hohe Leistungen oder durch großen Einsatz für andere. Diese Strategien bildeten sozusagen das »Wehr« gegen die negativen Gedanken, um im Bild des Flusses zu bleiben. Nur in sehr anstrengenden Situationen konnten sie vorher schon das Wehr durchbrechen, oder sie wurden hinter dem Wehr eher ein kleiner Bach. Eine Depression bringt diese Strategien jedoch zum Einsturz. Jetzt können die alten Glaubenssätze wieder ungehindert fließen und entwickeln eine große Wucht und Kraft. Meistens ist eine Therapie nötig, um ihnen auf die Spur zu kommen.

Willkürliche Schlussfolgerungen. In der Depression werden solche Glaubenssätze so stark aktiviert, dass sie den Filter bilden, durch den die Verhaltensweisen der anderen Menschen wahrgenommen werden. Verhaltensweisen, die diese Sicht zu bestätigen scheinen, werden sehr stark wahrgenommen. Andere Verhaltensweisen, die bestätigen können, dass Sie einem anderen Menschen wichtig sind, werden dagegen übersehen. Dies führt oft zu konflikthaften Situationen. Ein typischer Fehler, der dabei gemacht wird, ist, dass willkürliche Schlussfolgerungen aus einer Situation gezogen werden, die der Realität nicht entsprechen. Vor allem werden die Absichten des Partners oft falsch gedeutet, wie das folgende Beispiel zeigt.

Beispiel

Alex, der aufgrund seiner Depressionen frühverrentet ist, äußert in der Beratung den Wunsch nach mehr Zärtlichkeit und körperlicher Zuwendung. Seine Frau Birgit ist eine Frühaufsteherin und geht deshalb am Sonntagmorgen regelmäßig walken, während Alex noch schläft. Für gewöhnlich steht Alex in der Zwischenzeit auf und beginnt zu frühstücken. So ist Birgit auch an diesem Sonntag aus dem Haus gegangen, hat dabei allerdings auch den Wunsch von Alex nach mehr Zärtlichkeit im Kopf und walkt nur eine kleine Runde. Als Alex aufwacht, sieht er, dass seine Frau nicht mehr da ist und wertet dies innerlich bereits als Abwendung seiner Frau. Birgit ist dies nicht bewusst, da sie noch den Wunsch ihres Mannes nach körperlicher Zuwendung im Kopf hat und plant, nach dem Walken noch einmal ins Bett zu gehen. Allerdings ist Alex bei ihrer Rückkehr schon aufgestanden. So duscht sie und geht dann ins gemeinsame Schlafzimmer, zieht sich schöne Dessous an und legt sich ins Bett, in der Erwartung, dass ihr Mann ihr bald nachkommen wird, wenn sie nicht zum Frühstücken kommt. In ihm ist allerdings schon wieder sein altes Denkmuster aktiv: »Ich werde abgelehnt, meine Bedürfnisse spielen keine Rolle«, da er erwartet hatte, sie würde diesmal auf das Walken verzichten. Als er ins Schlafzimmer kommt, sieht er seine Frau mit dem Rücken zu ihm auf dem Bett liegen. Dass sie ihm den Rücken zuwendet, deutet er als Bestätigung seines Grundgefühls, dass er abgelehnt wird. Ihr Angebot – sie liegt in schöner Wäsche bekleidet im Bett – kann er nicht sehen. Tief getroffen geht er zurück in die Küche, wo er weinend sitzenbleibt. Die Erklärungen seiner Frau, die ihm in die Küche nachgekommen ist, erreichen ihn nicht mehr. Er kommt den ganzen Tag nicht mehr aus seiner niedergeschlagenen Stimmung heraus. Seine Frau geht ärgerlich und frustriert noch einmal walken.

Das Beispiel zeigt die negative Erwartungshaltung des Mannes, die er aufgrund seiner Kindheitserfahrungen entwickelt hatte. Da sie den Filter dafür bildet, wie er seine aktuellen Erfahrungen mit seiner Frau deutet, fühlt er sich in seiner Haltung bestätigt. Insgesamt fühlt er sich in seiner Partnerschaft ebenso unverstanden, beiseitegeschoben und allein, wie in seinem Elternhaus. Sein Verhalten ist klagend und vorwurfsvoll.

Für seine Frau Birgit ist diese Reaktion außerordentlich frustrierend und belastend. Dass ihre guten Absichten nicht anerkannt werden, findet sie ungerecht, und es löst in ihr ärgerliche Gefühle gegenüber ihrem Mann aus. Außerdem macht die Reaktion ihres Mannes sie hilflos, da sie offensichtlich nichts dagegen tun kann, dass er in eine tiefe Traurigkeit verfällt.

Dieser Teufelskreis ist sehr häufig: Ein scheinbar oder real unerfüllter Wunsch des Erkrankten führt zu Klagen und Vorwürfen. Diese wiederum bewirken beim Angehörigen Ärger und Hilflosigkeit: Die Bereitschaft zur Erfüllung von Wünschen sinkt.

Handlungsabsichten missverstehen. Was hier eine große Rolle spielt, sind die automatischen und willkürlichen Schlussfolgerungen über die Absichten des anderen. Alex glaubt, dass das Verhalten von Birgit seine Gefühle hervorruft. Es sind aber in Wirklichkeit nur seine Deutungen des Verhaltens seiner Frau, die seine Gefühle hervorrufen. Diese Deutungen beruhen auf frühen Prägungen. Sie laufen automatisch ab. Wenn Sie diesen Fehler vermeiden wollen, müssen Sie sich diesen Prozess bewusst machen. Dann können Sie sehen: Ihre Reaktionen sind nicht selbstverständlich. Sie können durch neue Deutungsmuster aus Ihren Teufelskreisen herauskommen.

Anhand des obigen Beispiels ergibt sich der in Abbildung 1 dargestellte Teufelskreis der Fehldeutungen:

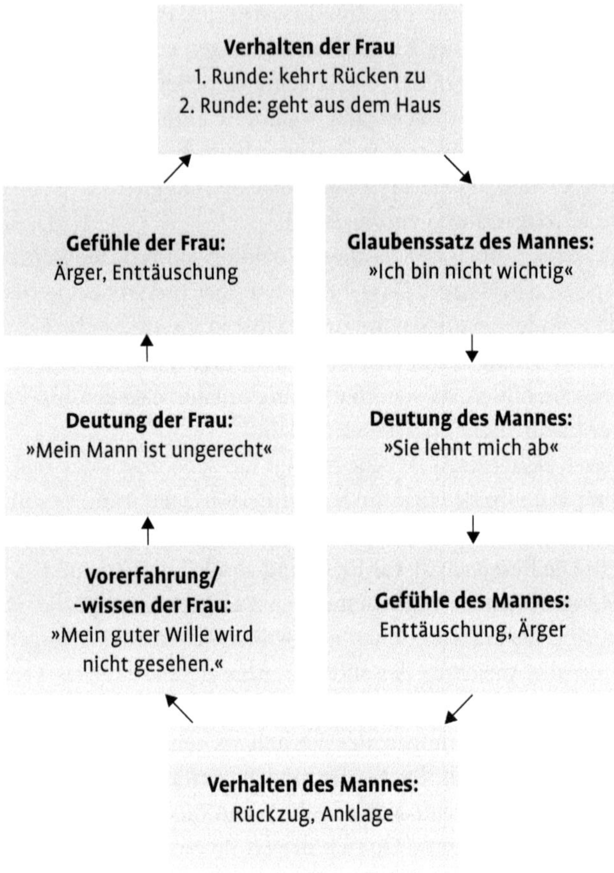

Abbildung 1 Teufelskreis der Fehldeutungen

Eigene Deutungen hinterfragen. Dieser verhängnisvolle Kreislauf kann nur beendet werden, wenn beide ihre Deutungen hinterfragen. Dazu ist neues Wissen und Verstehen notwendig. Für den Mann ist es erforderlich, sich auf die Spuren seiner Lebensgeschichte zu begeben. Er muss verstehen, dass der Glaubenssatz »Ich bin nicht wichtig.« aus seiner Kindheit stammt. Dieser ist das Flussbett, in das seine Gedanken immer wieder leicht hineingeraten. Immer wenn dieser Gedanke aufkommt oder wenn er merkt, dass ihn ein sehr tiefer Schmerz überwältigt, ist das als ein Signal dafür zu deuten, dass sein Gefühl und sein Denken jetzt von vergangenen Erlebnissen beeinflusst werden. Dies sollte zu der kritischen Frage führen: Ist mein Gefühl und mein Denken der gegenwärtigen Situation angemessen? Das ist meistens nicht sofort möglich, denn das Denken und Fühlen geschehen zunächst automatisch. Aber in dem Moment, in dem etwas Abstand und Ruhe eingekehrt sind, könnte dieses Hinterfragen geschehen. Allein in der Küche, bevor seine Frau zurückkommt, wäre dieser Gedanke gut: »Ich bin jetzt in meinen Kindheitsschmerz hineingeraten. Lässt sich das Verhalten meiner Frau auch anders deuten?« Wenn seine Frau dann die Küche betritt, wird er sie nicht mit Vorwürfen konfrontieren.

Ebenso könnte die Frau ihre Deutung verändern, wenn sie sich die schwierigen Kindheitserfahrungen des Mannes vor Augen hält. In dem Moment, in dem ihr Mann sie anklagt, könnte sie sich deutlich machen, dass ihr Mann in seinen Kindheitsschmerz hineingeraten ist. Sie wird das Verhalten des Mannes nicht mehr so stark als persönlichen Angriff auf sich interpretieren und ruhiger und vielleicht auch zugewandter bleiben können. Wenn auch ihr Mann sich beruhigt hat, könnte sie ihre Absichten für ihr Verhalten erklären, und damit ihrem Mann helfen, seine Deutung zu korrigieren.

Erleben Sie ähnliche Situationen und möchten Sie dies ändern? Schauen Sie sich die konflikthaften Situationen, in die Sie geraten, sehr genau und ehrlich an. So können Sie möglichen Fehldeutungen auf die Schliche kommen. Die Übung 14 leitet Sie dazu an, sich Ihre Konflikte im Rückblick noch einmal genauer anzusehen. Dabei können Sie einschätzen, ob der oben beschriebene häufige Fehler, Handlungsabsichten des Partners falsch zu deuten, eine Rolle gespielt hat. Außerdem geht es darum, ob Ihre spontane Reaktion hilfreich war oder ob es bessere Alternativen gegeben hätte. Die Übung gibt es in zwei Varianten: (A) für die Betroffenen und (B) für die Angehörigen.

Übung 14 • Mit Konflikten umgehen

Mit Konflikten umgehen (A)

Folgende Fragen dienen dazu herauszufinden, ob Sie das Verhalten bzw. die Handlungsabsichten Ihres Gegenübers falsch gedeutet haben. Sie helfen, die Situation zu klären und alternative Umgangsformen zu finden.

Wenn Sie depressiv erkrankt sind:

(1) Gab es in den letzten Tagen oder Wochen Situationen, in denen Sie sich vom Partner / von der Partnerin zurückgewiesen, verletzt oder vernachlässigt gefühlt haben? Beschreiben Sie die Situation:

....

....

....

(2) Welche Absichten vermuten Sie hinter dem Handeln des/der anderen? Wie deuten Sie die Situation?

....

....

....

(3) Hat diese Situation möglicherweise alte Verletzungen wachgerufen? Welche alten Glaubenssätze wurden aktiv?

....

....

....

(4) Wie haben Sie selbst reagiert?

....

....

....

(5) War diese Reaktion hilfreich? ❐ Ja / ❐ Nein
Wenn nicht, aus welchem Grund?

....

....

....

Wenn Ihre Reaktion nicht hilfreich war, besprechen Sie die Situation mit Ihrem Partner / Ihrer Partnerin. Lassen Sie sich schildern, was in ihr/ihm in dieser Situation vorgegangen ist. Überprüfen Sie, ob Ihre Vermutungen über die Absichten des andern bestätigt werden.

Fragen Sie, welche andere Reaktion Ihr Partner / Ihre Partnerin sich von Ihnen gewünscht hätte.

(6) Wie könnte eine alternative Reaktion aussehen?

....

....

....

Mit Konflikten umgehen (B)

Wenn Ihr Partner depressiv erkrankt ist:

(1) Gab es in den letzten Tagen oder Wochen Situationen, in denen Sie sich vom Partner / von der Partnerin ungerecht angeklagt fühlten oder mit Vorwürfen bedacht wurden, und in denen Sie ärgerlich wurden? Gab es Situationen, in denen Sie sich trotz guter Absichten hilflos fühlten? Beschreiben Sie die Situation:

....

....

....

(2) Könnte das Verhalten ihres Partners / Ihrer Partnerin mit der Depression zusammenhängen?

....

....

....

(3) Wie haben Sie reagiert?

....

....

....

(4) War diese Reaktion hilfreich? ❒ Ja / ❒ Nein
Wenn nicht, aus welchem Grund?

....

....

....

Wenn Ihre Reaktion nicht hilfreich war, besprechen Sie die Situation mit Ihrem Partner / Ihrer Partnerin. Lassen Sie sich schildern, was in ihr/ihm in dieser Situation vorging. Wenn bei ihm/ihr ein altes Muster aktiviert wurde, bedenken Sie, dass dies automatisch geschieht. Ihr Partner / Ihre Partnerin behandelt Sie nicht bewusst ungerecht, sollte aber für Ihre Sichtweise offen sein und ggf. Vorwürfe zurücknehmen. Lassen Sie sich schildern, wo seine/ihre emotional empfindsame Stelle ist und versuchen Sie, behutsam damit umzugehen.

Fragen Sie, welche andere Reaktion Ihr Partner / Ihre Partnerin sich gewünscht hätte.

(5) Wie könnte eine alternative Reaktion aussehen?

....

....

....

Konflikte können sehr wirksam bewältigt oder sogar vermieden werden, wenn konstruktiv kommuniziert und Verhalten angemessen gedeutet wird. Hierzu braucht es jedoch Geduld und ein wenig Training. Übung 14 war hierzu schon ein Einstieg: Situation neutral beschreiben, Verhalten/Reaktion hinterfragen, gemeinsam Klären und hilfreiche Alternativen suchen. Im Folgenden werden einige Hilfen genannt sowie Fehler geschildert, die zu verhängnisvollen Kreisläufen führen können.

Die wichtigste Kommunikationsregel. Für den Austausch über die einzelnen Situationen ist es sehr wichtig, folgende Kommunikationsregel zu beachten (Bodenmann, 2004):

Wichtig

Sprechen Sie die schwierige Situation so an, dass Sie Ihre Gefühle und Gedanken schildern. Sprechen Sie in der »Ich«-Form.

Eine bewährte Hilfe dafür ist es, darauf zu achten, wenig »Du«-Sätze zu formulieren. »Du«-Sätze enthalten oft Vorwürfe oder abwertende Äußerungen.

Vermeiden Sie Unterstellungen und Vermutungen über die Absichten des anderen. Hier ist das Eingangstor für die Verzerrungen und Fehldeutungen!

Versuchen Sie, die Situation so genau wie möglich zu beschreiben, aber unterlassen Sie Deutungen, die Sie selbst oder den anderen verletzen. Sie können dadurch überprüfen, ob Ihre Gefühle der jetzigen Situation entsprechen oder eher ein altes Muster in Ihnen aktiviert haben.

Beispiel

Alex und Birgit könnten versuchen, über ihren misslungenen gemeinsamen Vormittag zu sprechen und die von beiden fehlgedeuteten Situationen zu klären.

Eine hilfreiche Formulierung von Alex wäre:

»Als du gestern früh zum Walken gegangen bist, hatte ich das Gefühl, dass du nichts von mir wissen willst, und habe mich sehr einsam gefühlt.«

→ Er beschreibt die Situation und sein Gefühl.

Nicht hilfreich wäre, wenn Alex sagen würde:

»Als du gestern nichts von mir wissen wolltest, wurde ich wütend.«

→ Hier beschreibt er ebenfalls sein Gefühl. Aber er beschreibt nicht neutral die Situation, sondern seine persönliche – vorwurfsvolle – Deutung davon. Hier wird deutlich, dass sein alter Glaubenssatz »Ich bin nicht wichtig.« aktiviert wurde.

Der erste typische Fehler ist es also, willkürliche Schlussfolgerungen zu ziehen. Vor allem wenn diese Schlussfolgerungen die Absichten des anderen betreffen, führt dies zu ungerechten Vorwürfen und Anklagen, die die Partnerschaft sehr belasten.

Falsche Verallgemeinerungen. Ein zweiter typischer Fehler liegt vor, wenn das Verhalten des anderen fälschlicherweise verallgemeinert wird. Dann wird eine falsche Reaktion nicht als situationsbedingt und veränderbar angesehen, sondern als ein Zeichen für eine grundsätzliche Einstellung des anderen. Auch dies kann eine unbewusste Folge von Kindheitserfahrungen sein. Die Verallgemeinerung gaukelt nämlich fälschlicherweise vor, dass man weiterhin in der gleichen Situation wie in der Kindheit ist.

Beispiel

Während der Wochen ihrer Krankschreibung hat Ella die Gartenarbeit als eine wohltuende Tätigkeit für sich entdeckt. Da ihr auffiel, dass die Farbe des Geräteschuppens abblättert, bittet sie ihrem Mann Bernd, den Geräteschuppen in einem schönen freundlichen Hellblau neu zu streichen. An einem

Samstagvormittag nimmt sich Bernd vor, diese Aufgabe anzugehen. Er entdeckt allerdings in der Garage noch einen größeren Rest rotbrauner Farbe, der vom Streichen des Zauns übriggeblieben ist. Aus Gründen der Sparsamkeit und weil er meint, dann passe die Farbe des Schuppens gut zum Zaun, beschließt er, diese Farbe zu verwenden, und macht sich ans Werk. Als Ella aus dem Haus kommt, sieht sie, dass ihr Mann angefangen hat, eine Seite des Schuppens rotbraun zu streichen. Sie ist tief getroffen, hat das Gefühl übergangen zu werden, fühlt sich übersehen und verletzt. Stumm kehrt sie ins Haus zurück, schließt sich in ihrem Zimmer ein und ist unfähig, die begonnene Hausarbeit weiter fortzuführen. Ahnungslos setzt ihr Mann seine Arbeit fort, bis er eine Pause macht und ins Haus geht, aber seine Frau nicht in der Küche finden kann. Als er sie schließlich entdeckt, macht sie ihm schwerste Vorwürfe, dass sie ihm gleichgültig sei und ihre Wünsche immer übergangen würden. Sein Angebot, zum Baumarkt zu fahren und hellblaue Farbe zu kaufen, kann sie nicht besänftigen. Sie zieht sich zwei Tage lang von ihm zurück und fängt erst allmählich wieder an, mit ihm längere Worte zu wechseln. Um sich von diesem Streit zu erholen, setzt sich Bernd auf sein Motorrad und macht eine längere Tour. Ella sieht darin eine Bestätigung ihrer Annahme, dass sie ihm nicht wichtig ist.

Hier ist es tatsächlich so, dass Bernd die Wünsche seiner Frau zum Teil ignoriert, obwohl er zu Beginn die gute Absicht hatte, ihr eine Freude zu bereiten. Als er die alte Farbe findet, handelt er jedoch wenig einfühlsam und versäumt es, mit seiner Frau zu besprechen, ob sie mit der Veränderung der Farbe einverstanden ist. Insofern hat das Gefühl der Frau, übergangen zu werden, einen realistischen Hintergrund. Dennoch spielen auch in ihrer Reaktion ihre Kindheitserfahrungen eine große Rolle, da das Verhalten ihres Mannes in ihr ein sehr grundsätzliches Gefühl auslöst, für ihn nicht wichtig zu sein. Der tiefe Schmerz darüber macht sie unfähig, mit ihrem Mann gemeinsam nach einer Lösung zu suchen und z. B. zum Baumarkt zu fahren. Auch hier haben wieder Kindheitserfahrungen wie ein Filter gewirkt. Dass ihr Mann das Handwerksprojekt mit der festen Absicht begonnen hatte, ihr eine Freude zu machen und dass es ihm im Grunde sehr wichtig ist, dass es ihr gut geht, kann sie nicht wahrnehmen, weil es ihrem Denkmuster »Ich bin nicht wichtig.« widerspricht. Indem nur der Teil der Situation wahrgenommen wurde, der diese alte Annahme »Ich bin nicht wichtig.« bestätigte, sind auch hier Wahrnehmungsverzerrungen im Spiel, die Konflikte auslösen.

Bernd sieht sich nun zu Unrecht angeklagt, da seine gute Absicht nicht gewürdigt wurde. Er versucht seine Vorgehensweise zu rechtfertigen, indem er auf die Ersparnis sowie die zum Zaun passende Farbe hinweist. Seine Frau fühlt sich dadurch aber nur noch unverstandener. Aufgrund des Weinens seiner Frau ist er zwar bereit, noch einmal mit der anderen Farbe neu anzufangen, andererseits hat er auch das ungute Gefühl, für den Frieden immer wieder klein beigeben zu müssen. In seine Hilfsbereitschaft schleicht sich deshalb auch ein wenig Ärger ein.

Da in solchen Situationen unbewusste Reaktionen ablaufen, gelingt es meistens nicht, sie unmittelbar zu stoppen. Umso wichtiger ist es, sie im Nachhinein in aller Ruhe zu klären. Ein sehr großer Schritt ist getan, wenn beide sehen können, dass in ihren Partnerschaftskonflikten frühere Lebenserfahrungen am Werke sein können.

Für den depressiven Partner bedeutet dies, sich kritisch zu fragen: Habe ich vielleicht die Situation nicht richtig, sondern verzerrt wahrgenommen? Diese Frage wird dazu führen, ein Gespräch mit dem anderen zu suchen, ohne ihn mit Vorwürfen und Anklagen zu überschütten. Wer sich in seiner Therapie bereits mit Kindheitserfahrungen auseinandergesetzt hat, wird vielleicht auch hinter seinem Schmerz den kleinen Jungen / das kleine Mädchen erkennen, das verletzt wurde.

Für den Angehörigen bedeutet dies, die Vorwürfe und Anklagen nicht dem depressiven Partner, sondern der Depression zuzuschreiben und nicht in den Rückzug zu gehen. Auch für ihn ist es empfehlenswert, das Gespräch zu suchen, sobald beim anderen der Schmerz ein wenig abgeklungen ist und er/sie sich beruhigt hat. Die Übung 15 zeigt Ihnen einen Weg, den Fehler der unangemessenen Verallgemeinerung zu vermeiden und dennoch die eigenen Bedürfnisse zur Sprache zu bringen, ohne beim anderen Widerstand oder Verletzungen auszulösen.

Übung 15 • Vorwürfe in Wünsche verwandeln

Führen Sie diese Übung jeder für sich durch. Betroffene und Angehörige begehen in der Kommunikation gleichermaßen häufig den typischen Fehler ungerechter Verallgemeinerungen.

Erinnern Sie sich an Ihren letzten Streit. Fielen dabei Sätze, in denen die Worte »immer«, »nie«, »alles« oder »nichts« vorkamen, z. B. »Du denkst **immer** nur an dich!«, oder »Du hast **nie** Zeit für mich!« – »**Alles** ist dir wichtiger als ich!« – »Ich kann dir **gar nichts** recht machen!«

Eine solche Wortwahl ist meist das Anzeichen für unangebrachte Verallgemeinerungen. Die meisten Partner reagieren auf solche Vorwürfe mit einer Verteidigung, manchmal direkt gefolgt von der Retourkutsche: »Das stimmt nicht! Du machst doch auch immer …«. So entstehen schlimme Teufelskreise.

Wenn Ihr Partner im Gespräch Beispiele für seine Sicht anbringt, lassen Sie diese erst einmal auf sich wirken. Seien Sie offen dafür, Ihre Sicht in Frage zu stellen.

Die Vorwürfe sind ein Zeichen dafür, dass ein wichtiges Bedürfnis von Ihnen diesmal zu kurz gekommen ist. Spüren Sie diesem Bedürfnis nach. Dann können Sie Ihren Vorwurf in einem Wunsch umformulieren, z. B.

Vorwurf	**Wunsch**
Du hast nie Zeit für mich.	Ich möchte, dass du mehr Zeit für mich hast.
Du denkst immer nur an dich!	Ich wünsche mir von dir Zeichen der Aufmerksamkeit.

Klar formulierte Wünsche bringen Ihre Bedürfnisse zum Ausdruck. Schauen Sie gemeinsam, ob und wie diese erfüllt werden können.

Notieren Sie in der folgenden Tabelle Ihre »Lieblingsvorwürfe« und formulieren Sie sie in Wünsche um.

Vorwurf	**Wunsch**

Trennungsgedanken. Die hier beschriebenen Teufelskreise können sehr verhängnisvoll sein. Im Extremfall führen sie dazu, dass die depressiv erkrankten Partnerinnen die Trennung einleiten, weil sie fest davon überzeugt sind, in ihrer gegenwärtigen Partnerschaft nicht wichtig zu sein, alleingelassen zu werden und unverstanden zu sein. Es fühlt sich für sie sicherer an, allein zu sein, als in einer Partnerschaft zu leben, in der sie fortlaufend verletzt werden. Eine Trennung löst die Probleme allerdings nicht, wenn das Grundgefühl bereits auf die Kindheit zurückgeht.

Wenn Sie während einer depressiven Phase an eine Trennung denken, sprechen Sie darüber in Ihrer Therapie. Die meisten Therapeutinnen werden Ihnen dazu raten, mit solchen grundlegenden und weitreichenden Schritten zu warten, bis die Therapie fortgeschritten oder beendet ist. Dann werden Sie einen realistischeren Blick dafür haben, welche Ihrer Gefühle der Gegenwart angemessen sind und welche aus der Kindheit stammen. Damit vermeiden Sie unnötige und verfrühte Trennungen. Es ist sicher auch möglich, und nicht selten, dass sich in der Partnerschaft eine Grundkonstellation der Kindheit wiederholt und die Paarkonflikte die Depression mit ausgelöst haben. Wer in der Kindheit entwertet wurde, bemerkt vielleicht zu spät, dass in der Partnerschaft dasselbe geschieht. Wenn in der Partnerschaft keine Änderung möglich ist, kann erst eine Trennung die Überwindung dieses Musters bewirken. Auch dann ist das Warten bis ans Ende der Therapie oft ein günstiger Zeitpunkt, um diesen Schritt zu vollziehen, weil dann eher die Kraft für diesen großen Schritt da ist.

Die Depression wird sich jedoch nach einer übereilten Trennung eher noch verstärken, weil die Unterstützung, die der Partner doch noch gegeben hatte, obwohl sie nicht wahrgenommen wurde, jetzt fehlt. Häufiger wird der Schritt zur Trennung aus Abhängigkeit nicht vollzogen, aber die innere Überzeugung, dass man sich eigentlich besser trennen müsste, bleibt bestehen. Dass man nicht in der Lage ist, sich zu trennen, mindert noch einmal das Selbstwertgefühl. Dann kann der Kreislauf von Weinen und Klagen auf der einen Seite, und von halbherziger Unterstützung gemischt mit unterdrückter Wut auf der anderen Seite, sehr lange anhalten. Es sind dann eher die zermürbten Angehörigen, die irgendwann den Schlussstrich unter die Beziehung ziehen. Auch das hat meistens sehr negative Konsequenzen und macht eine Überwindung der Depression noch schwieriger.

Umso wichtiger ist es, dass es bei der depressiven Person »Klick« macht, und sie die Möglichkeit in Betracht zieht, dass sie den Partner möglicherweise ungerecht beurteilt, weil ihre Denkmuster verzerrt sind.

Aber auch der Partner braucht die Bereitschaft, sich immer wieder bewusst zu machen, dass hinter vielen Konflikten depressionsbedingte Verhaltens- und Denkweisen stehen, um nicht in eine Vorwurfs- und Verteidigungsspirale einzutreten. Damit Liebe heilen kann, braucht es viel Geduld, Verständnis und Selbstreflexion.

4.2.2 »Ich bin allein«

Das Gefühl der Isolation. Es kann eine weitere Begleiterscheinung der Depression sein, dass Sie sich nicht mehr mit den Menschen in Ihrem Umfeld verbunden fühlen, sondern den Eindruck haben, isoliert oder verlassen zu sein. Im Gegensatz zu dem Gefühl, nicht wichtig zu sein, das meistens auf Kindheitserfahrungen zurückgeht, die der Erinnerung noch zugänglich sind, geht ein tiefes Gefühl der Einsamkeit und des Verlassenseins oft auf sehr frühe Erfahrungen zurück, von denen die Betroffene nur aus Erzählungen weiß. Der Ursprung solcher Gefühle kann z. B. sein, wenn ein Elternteil während der frühen Kindheit gestorben ist oder die Familie verlassen hat, wenn eine schwere Erkrankung des Kindes eine längere Krankenhausbehandlung notwendig machte oder wenn die Eltern veralteten Erziehungspraktiken anhingen, wie der Überzeugung, man müsse Babys schreien lassen, damit sie einen Rhythmus finden. Dieses Gefühl kann verdeckt sein, solange günstige Lebensbedingungen es in den Hintergrund drängen, dann aber durch eine Änderung der äußeren Situation hervorbrechen.

Beispiel

Sybilles Mutter ist bei ihrer Geburt gestorben. Ihre Großmutter übernahm ihre Versorgung, konnte aber kein herzliches Gefühl für die Enkelin entwickeln, weil sie ihr unbewusst die Schuld am Tod ihrer Tochter gab. Später zog Sybille in den Haushalt des Vaters, der wieder geheiratet hatte, fühlte sich aber auch dort fremd.

Bereits während der letzten Schuljahre und im Studium hat Sybille immer wieder depressive Phasen. Wegen der Depressionen änderte sie ihr Berufsziel, Lehrerin zu werden, und wurde stattdessen Übersetzerin für Fachliteratur. Durch ihre Partnerschaft mit Jörg, den sie im Studium kennenlernte, wurden ihre depressiven Phasen sehr selten. Die bald geborenen zwei Kinder und der Einzug in das neu gebaute Haus, in dem sie auch ihr Arbeitszimmer hat, ließen sie eine Zeit der Geborgenheit erleben.

Seit die Kinder in den Kindergarten gingen, wurde ihre positive Stimmung jedoch brüchig, denn es fiel ihr sehr schwer, die Kinder erst in die Kita und später in die Schule gehen zu lassen. Der Lockdown in der Coronazeit bescherte ihr wieder eine sehr gute Phase, denn nun fiel die Schule aus und sogar ihr Mann arbeitete im Homeoffice. Als der Lockdown beendet wurde, traf es sie sehr tief, dass die anderen Familienmitglieder mit großer Freude tagsüber aus dem Haus gingen. Sie wünschte sich, dass ihr Mann das Arbeiten im Homeoffice fortsetzen sollte, aber er sagte, er brauche den Austausch mit den Kollegen und die Möglichkeit, aus dem Haus herauszukommen. Wenige Tage nachdem der normale Alltag für die anderen Familienangehörigen angelaufen ist, beginnt sich die Stimmung von Sybille zu verschlechtern. Sie fühlt sich durch ein schmerzhaftes Gefühl des Verlassenseins gelähmt, schafft es nicht mehr, sich auf ihre Übersetzungsaufträge zu konzentrieren, sitzt stundenlang in grüblerischen Gedankenkreisen vor dem Schreibtisch, kann sich nicht mehr für Arbeiten im Haushalt motivieren.

Nachdem ein Arzt die Diagnose »Depression« gestellt hat, hofft Jörg, dass seine Frau durch die Behandlung wieder die »alte« wird. Die Rückkehr in ein Haus mit einer weinenden Frau nach Feierabend bedrückt ihn. So konzentriert er sich auf seine Kinder, geht mit ihnen nach draußen, um zu kicken oder übt mit ihnen Fahrradfahren. Seine Frau, die sich am Abend nach seiner Rückkehr sehnt, fühlt sich noch einsamer. Von der fröhlichen Aktivität der anderen fühlt sie sich abgeschnitten. Der Schmerz und die Klagen seiner Frau wachsen. Jörg fühlt sich eingeengt und sucht nach Möglichkeiten zu flüchten.

Der Wechsel von Nähe und Distanz. Die Depression bringt es mit sich, dass sich Sybille, obwohl sie Teil einer Familie ist, völlig allein und sehr einsam fühlt. Es fällt ihr schwer, den Wechsel zwischen Nähe und Distanz zu ertragen, der mit einem normalen Familienalltag von berufstätigen Partnern und schulpflichtigen Kindern verbunden ist. Sie braucht die permanente Nähe eines anderen Menschen, so wie ein Säugling die permanente Nähe eines fürsorglichen Erwachsenen braucht. Dies ist ein Zeichen dafür, dass es hier nicht um die partnerschaftliche Nähe zweier erwachsener Liebender geht, sondern dass hier ein unbefriedigtes Bedürfnis aus der Kindheit im Spiel ist. Ihre unbewusste Sehnsucht ist die, dass die partnerschaftliche Liebe die Wunde der Kindheit schließen könnte. Die Liebe sorgt dafür, dass Gefühle von Geborgenheit und Freude entstehen – sowohl bei der Beziehung zwischen Eltern und Kind als auch in erwachsenen Paarbeziehungen. Die Art der Liebe zwischen den Eltern und den Kindern und die zwischen den Eltern ist jedoch grundlegend verschieden. Der Säugling ist in seiner Bedürftigkeit darauf angewiesen, dass ständig ein Mensch da ist, der sich um ihn sorgt. Elterliche Liebe ist in dieser Phase mit dauernder Präsenz verbunden.

Schon heranwachsende Kinder, aber auf jeden Fall Erwachsene, können viele ihrer Bedürfnisse selbst erfüllen und brauchen einen Freiraum, um sich selbst zu entfalten. Liebe ist dann zunehmend damit verbunden, auch Freiraum zu gewähren, und bei der Befriedigung von Bedürfnissen geht es um ein ausgeglichenes Verhältnis von Geben und Nehmen, während der Säugling noch überwiegend der nehmende Teil ist. Dass auch ein Säugling schon das Bedürfnis nach menschlicher Nähe befriedigen kann, zeigt sich darin, dass es Sybille in der Zeit, in der ihre Kinder sehr klein waren, besser ging. Das intensive Zusammensein mit dem kleinen Kind kann also auch dem Erwachsenen guttun.

Die partnerschaftliche Liebe beruht dagegen nicht auf dem Bedürfnis nach dauernder Präsenz. Im Rahmen einer zuverlässigen Verbundenheit sind Phasen der Autonomie nötig, damit jeder der Beiden auch eine eigene Persönlichkeit bleiben und seine Anteile bereichernd in die Beziehung einbringen kann. Jörg hat also das Bedürfnis nach partnerschaftlicher Verbundenheit, nicht jedoch nach dauerhafter Nähe. Dies wird Sybille deutlich, als er die Chance zuhause zu bleiben, ablehnt. Vorher konnte sie sich vielleicht noch sagen, dass er morgens von zuhause weggehen musste, um zu arbeiten. Durch die Möglichkeit zum Homeoffice wird aber deutlich, dass er nicht zuhause bleiben will, und ihr Bedürfnis nach ständigem Zusammensein also nicht teilt. Dass er geht, obwohl er bleiben könnte, weckt ein intensives Gefühl, verlassen zu werden, welches die kindlichen Verletzungen wieder spürbar werden lässt. Dass dies kindliche Verletzungen sind, ist aber nicht bewusst. Für Sybille fühlt es sich so an, als würde sie heute verlassen.

Obwohl Jörg sie als Ehemann weiterhin liebt, reicht dies Sybille nicht, um sich geborgen zu fühlen. Dazu würde sie einen Mann brauchen, der sie wie eine Mutter oder wie ein Vater mit permanenter Präsenz umgeben könnte. Jörg fühlt sich aber durch ihr Anklammern in seiner Autonomie bedroht und macht genau das Gegenteil: Er zieht sich von ihr zurück.

Akzeptieren von Grenzen. Wie ist nun mit den Bedürfnissen nach Nähe und Distanz in einer hilfreichen Art und Weise umzugehen? Für den Betroffenen ist es notwendig anzuerkennen, dass das Einsamkeitsgefühl auf eine alte Verletzung zurückgehen könnte, und zu akzeptieren, dass die Liebe des Partners diese Verletzung nicht vollständig heilen kann. Es bedeutet, dass andere Wege gesucht werden müssen, um diese bedrückenden Gefühlszustände aushalten zu können. Um dies zu erreichen, ist der einzige Weg, sich selbst zu beobachten und herauszufinden, was guttut, und dies möglichst oft in die Tat umzusetzen.

Wenn Sie in der depressiven Phase Zeit mit Ihren Kindern verbringen können, tut dies den Kindern gut, damit nicht auch in ihnen die Wunde der Verlassenheit entsteht. Es ist gleichzeitig eine Chance, noch einmal verpasste Zeiten einer glücklichen Kindheit nachzuholen, wenn Sie mit den Kindern Zeiten der spielerischen Ausgelassenheit erleben können.

Es lohnt sich auch zu überlegen, ob nicht auch der Kontakt zu anderen Erwachsenen dem Gefühl des Alleinseins entgegenwirken kann. Ihr Partner wird dadurch von der Aufgabe entlastet, die einzige Person zu sein, die dem Gefühl der Einsamkeit entgegenwirken kann. Viele Hobbys, die in Gruppen ausgeübt werden, sind auch geeignet, das verletzte innere Kind zu erreichen, wie z. B. das Singen in einem Chor oder Karten spielen.

Wenn beim Partner das Gefühl der Umklammerung nachlässt, wird es ihm in der Regel leichter fallen, die gemeinsame Zeit auch für sich selbst zu genießen. Als Partner einer depressiven Person, die unter starken Gefühlen von Verlassenheit leidet, können Sie auf den Wunsch nach dauernder Nähe nicht eingehen, ohne sich selbst zu einem großen Teil aufzugeben und damit wahrscheinlich sehr unglücklich zu werden. Sie werden sich Freiräume für autonomes Handeln erhalten müssen, um ihrerseits gesund zu bleiben. Mit dieser Einschränkung können Sie als Partner jedoch schon dazu beitragen, dem Gefühl »Ich bin allein« entgegenzuwirken. Sehr verlässliche Paarzeiten, in denen Ihr Partner / Ihre Partnerin fest damit rechnen kann, dass Sie ausschließlich für sie/ihn da sind, können helfen, Zeiten der Einsamkeit zu überstehen. Auch die Kinder sollten in diesen Zeiten betreut sein und nicht die Zweisamkeit stören.

Die Aufgaben, die Sie als die depressive Person oder als Partner zu meistern haben, unterscheiden sich sehr stark. Depressive Personen mit einer hohen Anfälligkeit für Gefühle der Isolation müssen lernen, Zeiten der Distanz zu ertragen. Ihre Partner dagegen müssen darauf achten, dass der andere Pol dieses Wechselspiels, die Nähe, nicht zu kurz kommt. Die folgenden Übungen sind jeweils auf einen dieser Pole ausgerichtet. Die Übung 16 beschäftigt sich mit dem Ertragen von Distanz und die Übung 17 mit der Vermittlung von Nähe durch Zuverlässigkeit.

Übung 16 • Umgang mit Alleinsein

Wenn Sie depressiv sind:

(1) Überlegen Sie: Was könnte mir helfen, schmerzhafte Gefühlszustände durchzustehen? (z. B. Musik hören, Bewegung, Kontakt zu anderen Menschen)

Erstellen Sie eine Liste mit hilfreichen Dingen oder Aktivitäten, auf die Sie bei Bedarf zurückgreifen können.

(2) Packen Sie einen Notfallkoffer: Tragen Sie Dinge zusammen, die Ihnen guttun, wenn es Ihnen schlecht geht: z. B. eine schöne CD, ein gutes Buch, ein Foto von Ihren Liebsten, Kreuzworträtsel zum Ablenken, ein Körnerkissen.
Verstauen Sie diesen Koffer an einem im Alltag gut zugänglichen Ort und nutzen Sie ihn in Zeiten, wenn Sie sich einsam fühlen.

Übung 17 • Zuverlässigkeit zeigen

Wenn Ihre Partnerin depressiv ist:

(1) Welche Zeiten könnte ich als verbindliche Paarzeiten anbieten, in denen ich nur für meinen Partner / meine Partnerin da bin?

Was könnte ich täglich anbieten?

....

Was einmal pro Woche?

....

Was als außergewöhnliche Aktion (z. B. Paarwochenende)?

....

(2) Welche Zeichen der Verbundenheit könnte ich zwischen diesen Zeiten geben (Telefonieren, WhatsApp, Partnerschafts-Apps wie Paaradies-App)?

....

4.2.3 »Ich kann nichts«

Übermäßige Kritik. Es gibt einen weiteren Bereich, in dem Kindheitserfahrungen die Anfälligkeit für eine Depression erhöhen. Der Psychotherapeut Martin Seligman geht davon aus, dass Depressionen oft auch etwas mit »erlernter Hilflosigkeit« zu tun haben. Erlernte Hilflosigkeit entsteht, wenn Kinder häufig kritisiert und entmutigt werden, sei es durch direkte Abwertung ihrer eigenen Fähigkeiten oder durch den ständigen Vergleich mit anderen, die besser, klüger, geschickter, schöner oder erfolgreicher sind. Diese anderen können Geschwister, andere Verwandte oder Schulkameraden sein. Manchmal sind es aber auch die Eltern selbst, die mit ihren Erfolgen und ihrem Ansehen die Latte für das, was im Leben erreichbar sein sollte, so hochgelegt haben, dass die Kinder frühzeitig bei der Aufgabe resignieren, es den Eltern gleich zu tun.

Manchmal ist es aber auch die Unzufriedenheit der Eltern mit dem eigenen Leben, die sie dazu anstachelt, ihren Nachwuchs immer wieder zu größeren Leistungen anzutreiben. So sagte z. B. eine Mutter in der Beratung: »Warum sollte ich meine Tochter wegen ihres Klaviervorspiels in der Schule loben? Sie hat zwei Fehler gemacht, die sie hätte vermeiden können, wenn sie mehr geübt hätte.« Solche perfektionistischen Einstellungen der Eltern wirken in den Kindern weiter, indem sie für sich verinnerlichen: »Was ich kann, reicht nicht.« Als Erwachsene können sie sich nicht an den eigenen Erfolgen erfreuen, weil sie immer noch Möglichkeiten sehen, wie es besser hätte laufen können.

Überbehütung. Das mangelnde Zutrauen in die eigenen Fähigkeiten kann aber auch durch Verwöhnung und Überbehütung entstehen. Wird einem Kind alles geschenkt, was es möchte, muss es sich nicht anstrengen, weil Erwachsene alles für das Kind tun (aus »Liebe« oder fehlendem Zutrauen). Es entwickelt die eigenen Fähigkeiten gar nicht in dem Maß, in dem es ihm möglich wäre. Es erlebt nicht, dass es selbst etwas bewirken und dazu beitragen kann, dass es ihm gut geht.

Das Gegenteil von Hilflosigkeit besteht darin, die eigenen Fähigkeiten als bedeutsam zu erleben, um die eigenen Ziele zu erreichen. In der Psychologie nennt man dies das Erleben der »Selbstwirksamkeit.« Wer sich selbst zutraut, wirksam zu sein, d. h., sein Leben beeinflussen zu können, geht viel hoffnungsvoller in die Zukunft als der, dem diese Überzeugung fehlt.

Fehlende Selbstwirksamkeit. Eine Depression ist immer auch eine Erfahrung, die das Gefühl der Selbstwirksamkeit stark in Frage stellt. Wer von einer tiefen Antriebslosigkeit überfallen wird, wem die Fähigkeit zur Freude abhandenkommt, fühlt sich beladen, gefesselt, niedergedrückt und eingeengt, aber mit Sicherheit nicht »selbstwirksam«. Der Glaube, die eigene Zukunft positiv beeinflussen zu können, zerbricht, stattdessen herrscht Hoffnungslosigkeit. Es ist daher nicht verwunderlich, dass die Depression auch frühere Glaubenssätze aktualisiert, die »Ich kann nichts.« oder »Was ich kann, reicht nicht.« lauten.

Beispiel

Johann ist der einzige Sohn seiner Eltern, die gemeinsam einen kleinen Handwerksbetrieb zu einem mittelständischen Unternehmen ausgebaut haben. Früh war allerdings klar, dass dem Sohn eine handwerkliche oder technische Begabung fehlte, die er als Firmennachfolger gebraucht hätte, sodass die Eltern ihn stattdessen zu einer Banklehre drängten. Vor allem seine Mutter übte in allen Lebensbereichen lange großen Einfluss aus, z. B. wie er sich kleiden, frisieren oder welches Auto er kaufen sollte. Es passte der Mutter gar nicht, dass er Britta heiratete, die zupackend und resolut war, und Johann dazu brachte, in eine entferntere Stadt zu ziehen, wo sie ein Haus bauen und zwei Kinder bekommen.

Johann fällt seine Arbeit jedoch zunehmend schwer. Es liegt ihm nicht, z. B. Kunden Kredite zu verweigern und in die Insolvenz zu schicken. Dass er berufliche Entscheidungen treffen muss, die bei anderen Menschen Wut und Aggression auslösen, ist für ihn schwer auszuhalten. Er wird zunehmend depressiv und muss sich für längere Zeit krankschreiben lassen. Britta übernimmt sofort alle anfallenden organisatorischen Fragen. Sie sucht eine Liste von Therapeuten heraus, googelt mögliche Rehabilitationskliniken und schaut sich nach Selbsthilfegruppen um. Gleichzeitig versucht sie ihm das Leben zuhause so angenehm wie möglich zu machen und ihm jede Arbeit abzunehmen.

Johanns Zustand bessert sich aber nicht. Er fühlt sich nutzlos und als Versager. Weil auch ein Klinikaufenthalt keine Veränderung bewirkt, wird er schließlich verrentet.

Hier zeigt sich, dass sich in Johanns Ehe ein Grundmuster seiner Kindheit wiederholt. Hatte er als Kind sich den Entscheidungen seiner Mutter untergeordnet, so überlässt er jetzt seiner Frau das Entscheiden und Handeln. Sein Selbstvertrauen war bereits früh geschwächt, weil er nicht in der Lage war, den elterlichen Betrieb zu übernehmen. Er hat aber auch nicht gelernt, Konflikte auszuhalten und sich in Konflikten zu behaupten. Dies wird ihm im Berufsleben zum Verhängnis, da dort das Aushalten von Konflikten notwendig ist.

Seine Frau versucht, unterstützend und hilfreich zu sein. Sie bemerkt nicht, dass ihre Fürsorglichkeit die Depressivität ihres Mannes eher weitertreibt. Indem sie ihm alles abnimmt, wird sein Gefühl »Ich kann nichts. Ich bin nutzlos.« nur verstärkt.

Eine Wende wurde erst möglich, als Johann selbst anfing, aus eigenem Antrieb Dinge in Angriff zu nehmen. In einer Gruppentherapie hatte er gelernt, dass es wichtig ist, auf gutes Essen zu achten. Er fing an, sich intensiv mit Ernährung und Kochen zu beschäftigen. Bald war er es, der regelmäßig die Familienmahlzeiten zubereitete. Aus dieser Tätigkeit entwickelte sich allmählich auch ein Interesse für den Garten, in dem er begann, Gewürze und Gemüse anzubauen, und wo er sich schließlich ein Gewächshaus anschaffte. Seine Frau hatte das Kochen immer nur als notwendiges Übel angesehen, sodass er auf diesem Gebiet in der Familie zum Experten wurde.

Um aus einer Depression herauszukommen, ist es wichtig, sich wieder als »selbstwirksam« zu erleben. Überlegen Sie gemeinsam, in welchen Lebensbereichen das am ehesten wieder möglich sein könnte. Vielleicht wurden vorhandene Fähigkeiten bislang nicht ausreichend gesehen und gewürdigt? Die Übung 18 unterstützt Sie bei einer Bestandsaufnahme.

Übung 18 • Selbstwirksamkeit fördern

Nehmen Sie sich gemeinsam Zeit, die folgenden Fragen zu beantworten:

(1) Welche Tätigkeiten werden trotz der Depression erfolgreich gemeistert? (Es können auch sehr kleine Tätigkeiten sein, wie z. B. das Frühstück machen, Kinder zur Kita bringen, Einkaufen gehen …). Notieren Sie diese Tätigkeiten.

(2) Gibt es Hilfsangebote, die eigentlich nicht gebraucht werden? Notieren Sie auch diese.

5 Sich in der Beziehung sicher fühlen

5.1 Belastende Vorerfahrungen mit Beziehungen

Für viele ist es schwierig, in der Depression partnerschaftliche Unterstützung zu geben oder anzunehmen. Dies hängt häufig auch davon ab, welche Erfahrungen als Kind mit den Beziehungen zu nahestehenden Menschen, vor allem zu den Eltern, gemacht wurden. Waren die Eltern zugewandt und fürsorglich? Waren sie zuverlässig erreichbar? Verhielten sie sich kritisch oder sogar demütigend? Gaben Sie Ihnen die Schuld? Bestraften sie Sie hart? Waren sie für Sie da oder ließen sie Sie allein? All dies kann beeinflussen, ob Sie heute vertrauensvoll die Hilfe anderer annehmen können. Vor allem die Reaktion Ihrer Eltern in den Situationen, in denen es Ihnen als Kind nicht gut ging, in denen Sie sich ängstigten oder niedergeschlagen und traurig waren, kann bis heute weiterwirken.

So wie es negative Glaubenssätze gibt, die die eigene Person betreffen, gibt es auch negative Glaubenssätze, die sich auf unsere Beziehungen zu anderen Menschen beziehen. Ähnliche Verletzungen, die in der Kindheit zu den belastenden Glaubenssätzen über die eigene Person führen, wirken sich auch darauf aus, wie wir später die Beziehungen zu anderen Menschen einschätzen. Erwarten Sie von anderen Verständnis und Fürsorge, wenn es Ihnen schlecht geht, oder rechnen Sie eher mit Gleichgültigkeit, Unzuverlässigkeit, Abwertung oder sogar Schadenfreude?

Da unsere Eltern unsere ersten Beziehungspersonen sind, bestimmt das Verhältnis zu ihnen zunächst einmal, was wir über Beziehungen zu anderen Menschen denken und wie sicher wir uns in Beziehungen fühlen. Langfristige Studien haben aber gezeigt, dass spätere Erfahrungen diese Grundannahmen verändern können (Grossmann & Grossmann, 2012). Zunächst einmal sind die verschiedenen Grundmuster jedoch unbewusst da. Wie bei den Glaubenssätzen über sich selbst, braucht es auch bei den Bindungsmustern viel Zeit und viele neue Erfahrungen, um das, was tief in Ihnen angelegt ist, langsam überwinden zu können.

Bindungsstile. Der grundlegende Bindungsstil, der sich in der Beziehung zur Mutter sowie zum Vater erstmalig entwickelt, findet sich in den Beziehungen zwischen Erwachsenen wieder. Drei Bindungsstile werden unterschieden: der sichere, der ängstliche und der vermeidende Bindungsstil. Welcher Bindungstyp man selbst ist, zeigt sich vor allem in Situationen, die für uns verunsichernd oder bedrohlich sind. Dies sind Situationen, in denen wir die Nähe und die Unterstützung eines anderen Menschen am dringendsten benötigen.

Nach der Bindungstheorie von John Bowlby sind in uns zwei grundlegende Bedürfnisse angelegt: das Bedürfnis nach Bindung und Nähe und das Bedürfnis danach, die Welt zu entdecken und autonom zu sein. Diese Bedürfnisse sind nur scheinbar ein Gegensatz. Wenn wir sicher sein können, in bedrohlichen bzw. verunsichernden Situationen Schutz und Hilfe zu erfahren, fällt es uns leichter, uns auf Neues und Unbekanntes einzulassen. Zuverlässige Bindung und Nähe ermöglichen also eine Autonomie, in der wir uns gut entwickeln können.

Die Entwicklung eines Kindes, aber auch das Wohlbefinden eines Erwachsenen, wird durch die sichere Bindung begünstigt. Sie ist dadurch gekennzeichnet, dass jemand sich selbstbewusst und stark fühlt und zugleich in dem Vertrauen lebt, dass die Menschen, die ihm vertraut sind, ihm im Notfall beistehen und helfen werden. Sichere Bindung entwickelt sich, wenn ein Kind erlebt, dass Eltern zuverlässig und feinfühlig auf seine Bedürfnisse eingehen.

Sichere Bindung. In den Beziehungen zwischen erwachsenen Personen spielt die sichere Bindung ebenfalls eine große Rolle für das Wohlbefinden. Wer sicher ist, grundsätzlich in guten Phasen allein für sich sorgen zu können, aber in Phasen der Krankheit oder Schwäche Unterstützung zu bekommen, meistert schwierige Lebensphasen besser. Wenn Sie beide sich in Ihrer Beziehung zueinander sicher fühlen, nicht an der Zuverlässigkeit des anderen zweifeln oder eifersüchtig sind, erleichtert dies die Unterstützung in der Depression sehr.

Unsichere Bindung. Gerade depressive Personen haben eher unsichere Bindungsstile aus der Kindheit mitgebracht: den ängstlichen und den vermeidenden. Ängstliche Bindung entsteht, wenn ein Kind wenig Selbstvertrauen hat, aber auch kein sicheres Vertrauen in die Eltern besteht, weil die Hilfe der Eltern nicht zuverlässig ist oder dem Kind nicht gerecht wird. Zuwendung wird manchmal gewährt und manchmal nicht, sodass das Kind zwar die Hoffnung auf Zuwendung aufrechterhält, aber immer unsicher ist, ob es sie tatsächlich bekommt. Die Folge ist, dass auch in den Zeiten, in denen ein Erwachsener da ist, nicht ein so tiefes Gefühl der Geborgenheit entsteht, dass ein entspanntes Zuwenden zu schönen Aktivitäten möglich ist. Es bleiben immer Sorge und Zweifel im Hinterkopf. Solche Kinder sind oft anklammernd und unselbstständig, sie bleiben länger im Elternhaus, fühlen sich dort aber nicht wohl.

Wird ein solcher Bindungsstil in eine Erwachsenenbeziehungen mitgebracht, geht dies oft mit unbegründeter Eifersucht und anklammerndem Verhalten einher. Unglücklicherweise erhöhen diese Verhaltensweisen beim anderen ein Bedürfnis nach Distanz, wodurch ein negativer Kreislauf entsteht und Unterstützung erschwert wird.

Der zweite unsichere Bindungsstil ist dadurch gekennzeichnet, dass man selbst in Distanz geht und tiefe Nähe vermeidet. Ein solcher sogenannter vermeidender Bindungsstil prägt sich aus, wenn Eltern wenig oder unzuverlässig zur Verfügung stehen, das Kind aber selbst über große Stärken verfügt, durch die es im Leben besteht. Dies kann eine hohe Intelligenz, körperliche Stärke oder eine andere Begabung sein. Menschen, die aufgrund ihrer Kindheitserfahrungen einen solchen Bindungsstil entwickelt haben, versuchen oft zu lange, allein mit ihren Problemen – und auch mit der Depression – zurechtzukommen.

Eine breit angelegte Studie fand in den 1990iger-Jahren bei bis zu 60 % der Erwachsenen eine sichere Bindung, ein Viertel der Erwachsenen neigte zu einem vermeidenden und ca. 12–15 % zu einem ängstlichen Bindungsstil (Mickelsen, 1997).

Während eine sichere Bindung ein gewisser Schutzfaktor gegenüber Depressionen ist, sind ängstliche und vermeidende Bindungsstile bei depressiven Menschen häufiger zu finden (Schauenburg, 2018). Beide sind durch ein geringes Vertrauen in andere Menschen gekennzeichnet. Beide Bindungsstile erschweren es, dass während einer Depression partnerschaftliche Unterstützung gegeben werden kann. Sie wirken sich jedoch völlig gegensätzlich aus: in einer übermäßig starken Suche nach Nähe oder in Ablehnung von Nähe. Damit Sie in Ihrer jetzigen Partnerschaft zu einem sicheren Gefühl der Geborgenheit und Verbundenheit kommen können, ist es erforderlich, dass Sie sich selbst gut kennenlernen. Dann können Sie erkennen, wo frühere Erfahrungen Ihnen das Genießen Ihrer Partnerschaft schwer machen und wie Sie gegensteuern können. Wenn Sie eher eine Neigung zur Ängstlichkeit haben, gilt es andere Wege zu einer sicheren Bindung zu gehen, als wenn Sie vermeidend auf Nähe reagieren. Als Partnerin müssen Sie ebenfalls wissen, welchen Bindungsstil ihr Partner mitbringt, um die richtige Form der Unterstützung zu finden.

Wiederholungen früherer Erfahrungen. Leider gibt es unter den Menschen, die negative Erfahrungen im Elternhaus machen mussten, die Tendenz, diese negativen Erfahrungen in späteren Beziehungen zu wiederholen. So wurde festgestellt, dass Menschen, die eine geringes Selbstwertgefühl haben, dazu neigen, negatives Feedback zu suchen (Katz, 2001). Wenn sie gelobt werden, können Sie sich nicht darüber freuen, sondern nehmen an, dass die Person, die sie lobt, sie nicht wirklich kennt oder nicht ehrlich ist. Wie geht es Ihnen mit Lob? Können Sie sich darüber freuen oder denken Sie: »Wenn du wüsstest …« Oder gibt es in Ihrer Beziehung viel Kritik? Dann fühlen Sie sich vielleicht »wie zuhause«. Diese Situation kommt Ihnen aus Ihrer Kindheit vertraut und angemessen vor. Fehlende Wertschätzung kann eine Depression verstärken. Wenn Sie die Erfahrungen aus dem Elternhaus in der Partnerschaft wiederholen, ist es äußerst wichtig, sich diese Muster bewusst zu machen und daraus auszusteigen.

Ein zweiter Mechanismus, über den dieser verhängnisvolle Prozess verläuft, sind die sich selbsterfüllenden Erwartungen. Wenn ich nicht daran glaube, dass andere Menschen mir hilfreich beistehen wollen und können, werde ich versuchen, alle Probleme selbst zu lösen und nicht um Hilfe bitten. So werde ich wenig Hilfe und Unterstützung erhalten, und deshalb mein Bild, dass ich gezwungen bin, allein zurechtzukommen, nicht korrigieren.

Um diesen Wiederholungen zu entgehen, ist es zunächst einmal wichtig zu erkennen, welches Bindungsmuster Sie aus der Kindheit mitgebracht haben. Auch für den nicht-depressiven Partner ist dies wichtig, denn je nachdem, welche Erfahrungen Sie selbst gemacht haben, kann es für Sie leichter oder schwerer sein, Unterstützung zu geben. Übung 19 dient einer ersten Selbsteinschätzung.

Übung 19 • Selbsttest zum Bindungsstil

Folgende Fragen helfen Ihnen einzuschätzen, welchen Bindungsstil sie im Verhältnis zu Ihren Eltern verinnerlicht haben.

Wählen Sie aus, zu welchem Elternteil Sie die engere Beziehung haben. Beantworten Sie dann die Frage, wie genau jede der drei folgenden Beschreibungen auf Sie und diesen Elternteil zutrifft:

(1) Ich fühle mich in der Näher meiner Mutter / meines Vaters wohl. Meine Mutter / mein Vater akzeptiert, dass ich erwachsen bin, und vertraut mir, dass ich mein Leben bewältigen kann. Wenn ich Sorgen und Probleme habe, weiß ich, dass ich mich an sie/ihn wenden kann. Es fällt mir leicht, ihr/ihm nahe zu sein. Ich weiß, dass sie/er mich schätzt. Wie sehr trifft dies für Sie zu?

❐	❐	❐	❐	❐
überhaupt nicht	wenig	teils-teils	ziemlich	vollkommen

(2) Ich empfinde es nicht immer als angenehm, meiner Mutter / meinem Vater nahe zu sein. Ich erlebe manchmal, dass ich verletzt werde, wenn ich ihr/ihm erlaube, mir zu nahe zu kommen. Es geht mir nicht gut, wenn ich ohne enge Bindung bin, und ich wünsche mir ein besseres Verhältnis, aber ich denke manchmal, dass meine Mutter / mein Vater mich nicht so sehr schätzt, wie ich sie/ihn. Wie sehr trifft dies auf Sie zu?

❒	❒	❒	❒	❒
überhaupt nicht	wenig	teils-teils	ziemlich	vollkommen

(4) Es geht mir auch ohne enge gefühlsmäßige Bindung zu meiner Mutter / meinem Vater gut. Es ist sehr wichtig für mich, mich unabhängig und selbstständig zu fühlen und ich ziehe es vor, wenn ich nicht von meiner Mutter / meinem Vater abhängig bin und sie/er nicht von mir abhängig ist. Ich kann mir nicht vorstellen, dass sie eine Hilfe wären, wenn ich Probleme hätte. Wie sehr trifft dies auf Sie zu?

❒	❒	❒	❒	❒
überhaupt nicht	wenig	teils-teils	ziemlich	vollkommen

Wenn Antwort 1 sehr auf Sie zutrifft, weist das auf eine sichere Bindung hin.
Wenn Antwort 2 sehr zutrifft, sind Sie eher unsicher-ängstlich, und wenn Antwort 3 zutrifft, haben Sie eher einen vermeidenden Bindungsstil.

Lesen Sie noch einmal die Antworten, die auf Sie zutreffen. Gelten Sie auch für Ihre Partnerschaft?

Der Bindungsstil kann sich in Ihrer Partnerschaft wiederholen, weil Sie sich ein ähnliches Umfeld gesucht haben, wie Sie es aus Ihrem Elternhaus kannten.

Sie können Ihren Bindungsstil aber auch beibehalten haben, obwohl Ihr Partner Ihnen jetzt andere Erfahrungen ermöglichen würde. Bei den beiden unsicheren Bindungsstilen in Bezug auf die Eltern lohnt es sich immer, kritisch zu fragen, ob Sie nicht in Ihrer heutigen Beziehung mehr Vertrauen wagen könnten. Sonst tragen Ihre schlechten Vorerfahrungen vielleicht dazu bei, Ihre Partnerschaft kompliziert und unerfüllt zu machen.

Wenn Sie als Partnerin eine sichere Bindung aus dem Elternhaus mitbringen, haben Sie es auch leichter, Unterstützung anzubieten, weil Sie selbst jetzt als Erwachsene wahrscheinlich noch Unterstützung bekommen. Sie haben in der Regel Ihren Eltern davon erzählt, dass es in der Partnerschaft Schwierigkeiten aufgrund einer psychischen Erkrankung des Partners gibt. Sie können vielleicht auch auf praktische Unterstützung in dieser Situation bauen, indem z. B. Kinder betreut werden oder finanzielle Engpässe überbrückt werden. Es ist für Ihr eigenes Wohlbefinden wichtig, dass Sie diese Möglichkeiten nutzen.

Bringen Sie als Partnerin selbst keine sichere Bindung aus dem Elternhaus mit, haben Sie es in dieser Hinsicht schwerer. Nicht nur, dass es vielleicht nicht ratsam ist, den eigenen Eltern von der Situation zu erzählen, weil darauf eher Vorwürfe oder Hilflosigkeit folgen würden als konkrete Hilfsangebote. Die Situation der Abhängigkeit des eigenen Partners macht vielleicht auch Angst. Wer selbst vermeidend aufgewachsen ist, wird die Schwäche des anderen als Bedrohung für die eigene Autonomie empfinden. Wer selbst ängstlich ist, hat zu wenig eigenen Halt, um Halt geben zu können. In solchen Fällen ist es ratsam, dass Sie sich auch als Partnerin professionelle Unterstützung suchen.

Gegensätzliche Auswirkungen. Für die partnerschaftliche Unterstützung ist es sehr wichtig, sich vor Augen zu halten, dass die beiden unsicheren Bindungsstile, der ängstliche und der vermeidende, zwar beide häufig bei depressiven Menschen anzutreffen sind. In Bezug auf die partnerschaftliche Unterstützung wirken sie sich aber völlig unterschiedlich aus. Unsicher-ängstliche Menschen und ihre Partner sind eher in der Gefahr, zu viel Unterstützung zu fordern und zu geben. Hier ist es zur Überwindung der Depression eher förderlich, mehr Autonomie zu entwickeln. Bindung vermeidende Menschen brauchen viel Mut, um sich überhaupt einem anderen Menschen öffnen zu können. Hier ist eher die Gefahr, dass zu wenig Unterstützung gegeben oder erbeten wird.

Beide Bindungsstile sind mit bestimmten Glaubenssätzen über andere verbunden, die in der aktuellen Situation der Depression aktualisiert werden.

5.2 Die Neigung zu Misstrauen und Eifersucht

»Ich bin auf andere angewiesen, aber ich kann mich nicht auf sie verlassen.« So oder ähnlich lautet der Glaubenssatz des unsicher-ängstlichen Bindungsstils. Wer einen unsicher-ängstlichen Bindungsstil in der Kindheit entwickelt hat, leidet unter zu wenig Selbstvertrauen und hat gleichzeitig auch wenig Vertrauen in andere Menschen. Im Gegensatz zum unsicher-vermeidenden Stil ist das Selbstbild eher von Schwäche geprägt. Das mangelnde Vertrauen in andere Menschen ist beiden unsicheren Bindungsstilen gemeinsam.

Anklammern und kontrollieren. Die unsicher-ängstlichen Menschen versuchen oft, das mangelnde Vertrauen in den anderen durch ein anklammerndes und kontrollierendes Verhalten auszugleichen. Schnell entsteht hier ein Teufelskreis, denn die Partner reagieren in der Regel abweisend, wenn sie sich eingeengt fühlen. Durch die Zurückweisung verstärken sie das Gefühl »Keiner ist für mich da.«. Wenn die Partnerin selbst eher ein vermeidender Bindungstyp ist, wird sie auf jede Form von kontrollierendem Verhalten besonders empfindlich und abweisend reagieren.

Nicht immer sind es nur Kindheitserfahrungen, die das Vertrauen in andere brüchig werden lassen. Es können auch spätere Erfahrungen sein, die zu diesem ängstlichen Blick auf Beziehungen führen. Gerade schwere Partnerschaftskonflikte können so zum Anlass werden, dass sehr ungünstige Bindungserfahrungen wieder hervorbrechen.

Beispiel

Sonja und Michael sind seit fast 25 Jahren miteinander verheiratet. Die Kinder leben bereits mit eigenen Partnern zusammen. Sonja war schon als Kind unsicher und schüchtern. Sie kümmerte sich in der Ehe gern um die Kinder und den Haushalt, weil sie sich in einer vertrauten und überschaubaren Umgebung am wohlsten fühlte. Sie arbeitete nur im Rahmen einer geringfügigen Beschäftigung als Verwaltungskraft in einem Kindergarten. Michael war wesentlich kontaktfreudiger, was ihm als Außendienstmitarbeiter eines Büromaschinengeschäfts zugutekam. Nach dem Auszug der Kinder fand er es zuhause oft eintönig und langweilig. Als eine Kundin ihm signalisierte, für ein sexuelles Abenteuer offen zu sein, ging er gern darauf ein.

Als Sonja davon erfuhr, brach für sie eine Welt zusammen. Obwohl Michael schnell alle Kontakte zu der Kundin abbrach und Sonja versicherte, die Beziehung zu der Kundin sei ihm emotional nicht wichtig gewesen, er liebe weiterhin nur sie, fiel Sonja in ein tiefes Loch. Michael versuchte, seinen Fehler durch Geschenke und schöne gemeinsame Unternehmungen wieder gut zu machen, aber Sonja entwickelte eine tiefe Depression. Es tauchten Erinnerungen daran auf, dass ihr Vater ihre Mutter verlassen hatte, als sie acht Jahre alt war, und sich nachher nur noch um seine neue Familie kümmerte.

Freundinnen rieten ihr zur Trennung, aber sie merkte, dass ein Leben allein für sie unvorstellbar war. Einerseits war sie sehr wütend auf Michael, wollte ihn aber auf keinen Fall verlieren. Sie saß stundenlang weinend zuhause, grübelte, wie viel schöner und interessanter die andere Frau sein müsste, und kam sich uninteressant und hässlich vor. Sie kontrollierte

Michaels Handy, was er aus Schuldgefühl auch zuließ, aber es beruhigte sie nicht. Dass ihr Mann sie liebte, erreichte sie im Inneren nicht mehr.

Als sich ihr Zustand über Monate hinweg nicht besserte, begann sie eine Psychotherapie.

Die Verletzung, die Sonja in der Gegenwart erleidet, ist real. Dass im Hintergrund auch frühere Verletzungen aus der Kindheit aktiviert werden, wird erst dadurch sichtbar, dass es nicht gelingt, für diese Verletzung in der Gegenwart eine angemessene Lösung zu finden. Diese könnte sowohl in einer Trennung als auch in Versöhnung liegen. Beide Wege sind Sonja jedoch versperrt. Für die Trennung verfügt sie über zu wenig Selbstvertrauen, sie fühlt sich zu abhängig, glaubt nicht daran, dass sie allein zurechtkäme. Für die Versöhnung müsste auch Vertrauen in den anderen wieder entwickelt werden. Da auch eine Verlusterfahrung in der Kindheit wieder aktiviert wurde, ist dies besonders schwer.

Eigenständigkeit entwickeln. Auch für den Weg der Versöhnung wäre es gut, wenn Sonja sich wenigstens innerlich eine Weile von Michael distanzieren könnte. Dann kann sie aus der Distanz heraus entscheiden, ob sie die Wiedergutmachungsangebote von Michael annehmen und wieder auf ihn zugehen möchte. Ohne die Fähigkeit zur Eigenständigkeit spürt sie nur ihre Abhängigkeit und die Unzuverlässigkeit von Michael. Beides zusammen verursacht Angst. Oft versuchen Betroffene, diese Angst durch die Kontrolle des anderen in Schach zu halten, z. B. indem sie das Handy kontrollieren oder am Arbeitsplatz anrufen. Den anderen werden sie aber durch dieses Verhalten eher verlieren. Außerdem ist diese Strategie der Angstbekämpfung zum Scheitern verurteilt, weil eine totale Kontrolle des anderen zum Glück meist praktisch gar nicht durchführbar ist.

Damit mehr Vertrauen in sich selbst möglich wird, ist es wichtig, unabhängig vom Partner eigene Stärken zu entwickeln. Sonja begann mithilfe einer alten Schulfreundin ihrem Aussehen mehr Aufmerksamkeit zu schenken. Sie frisierten sich gegenseitig und gingen gemeinsam shoppen. Dadurch konnte Sonja eine zweite wichtige Erfahrung machen: Damit mehr Vertrauen in andere wieder möglich wird, sind zunächst Beziehungen zu anderen Menschen wichtig, die sich als zuverlässig und mitfühlend erweisen. Die Freundin hatte selbst schon eine Trennung hinter sich und konnte sich in Sonjas Wut und Schmerz über die Untreue ihres Mannes gut einfühlen. Sie hatte für sich selbst Wege gefunden, ihr eigenes Selbstbewusstsein zu stärken und ließ ihre Freundin daran teilhaben.

Die Kombination von wenig Selbstvertrauen und wenig Vertrauen in die Zuverlässigkeit des Partners kann ebenfalls auftreten und zu heftigen Eifersuchtsszenen führen, ohne dass in der Gegenwart eine Untreue stattfand. Dann war die Erfahrung der Unzuverlässigkeit geliebter Menschen in der Kindheit so sehr prägend, dass sie die Fähigkeit zu Vertrauen beeinträchtigt. Ihre Liebe als Partner wird in einer solchen Situation machtlos sein.

Selbstvertrauen aufbauen. Für den Partner ist es sehr schwer auszuhalten, ungerecht verdächtigt und beschuldigt zu werden. Da die Ursache für die Eifersucht im Inneren des anderen liegt, können Sie sich auch nicht mit äußeren Zugeständnissen, wie z. B. Handykontrolle, in den Griff bekommen. Eine Überwindung dieser Eifersucht ist nur möglich, wenn das Selbstvertrauen der eifersüchtigen Person so weit steigt, dass sie sich selbst als attraktive Partnerin wahrnimmt und sie sich wenigstens grundsätzlich vorstellen kann, ohne den anderen zurechtzukommen. Dazu wird die Hilfe von anderen Personen als dem Partner benötigt, da es gerade darum geht, autonomer zu werden und weniger abhängig zu sein.

Wenn der Partner selbst weiß, dass er Anlass zu Misstrauen gegeben hat, wird es zunächst leichter fallen, die Anschuldigungen zu akzeptieren und darauf mit Zusagen der Liebe und Verbundenheit zu reagieren. Sehr wichtig ist es, nur Zusagen zu machen, die wirklich eingehalten werden können. Wenn die Zusage gemacht wird, keinerlei Kontakt mit der Person zu haben, mit der die Außenbeziehung bestand, muss dies tatsächlich einlösbar sein. Wenn aber noch Gefühle für einen anderen Menschen bestehen, ist es besser, dies ehrlich zu sagen. Dies bietet eine bessere Grundlage für späteres Vertrauen als eine voreilige Zusage des Kontaktabbruchs, die dann gebrochen wird.

Wenn eine Außenbeziehung vollständig beendet wurde, ist es wichtig, der Partnerschaft eine reale Chance zu geben und gemeinsam am Aufbau von Vertrauen zu arbeiten.

Vorwürfe nicht erwidern. Um Vertrauen langsam wiederaufzubauen, ist eine günstige Reaktion für Sie als Partner, nicht auf den Inhalt der Vorwürfe einzugehen, sich nicht zu verteidigen oder zu rechtfertigen und keine Gegenvorwürfe zu machen. Stattdessen ist es hilfreich, seine Zuwendung zu äußern, z. B. durch eine Umarmung oder die Zusicherung: »Ich bin doch da.« Auf die empfundene Ungerechtigkeit nicht seinerseits mit Ärger und Zurückweisung zu reagieren, erfordert das Wissen, dass die Partnerin zu mehr Vertrauen im Moment nicht in der Lage ist. Sie helfen damit Ihrer Partnerin, in ein emotionales Gleichgewicht zu kommen. In dieser ausgewogenen Stimmungslage ist es später einfacher, unterschiedliche Sichtweisen auszutauschen.

Die Momente, in denen die Betroffenen ein so tiefer Schmerz überfällt, dass sie handlungsunfähig werden, sollten langsam seltener werden, wenn das Selbstvertrauen langsam wieder steigt und Sie es vermeiden, ärgerlich zu reagieren. Bis es so weit ist, ist jedoch oft viel Geduld notwendig.

Um den ängstlichen Bindungsstil zu überwinden, müssen Sie beide in Ihrer Partnerschaft unterschiedliche Aufgaben bewältigen. Die Übungen 20 und 21 helfen dem depressiven Partner, sein Selbstbewusstsein zu stärken. Übung 22 dagegen wendet sich an den gesunden Partner, der Zuwendung zeigen und Vertrauen aufbauen möchte.

Übung 20 • Sich etwas zutrauen

(1) Welche Menschen in meiner Umgebung und in meiner Lebensgeschichte sind gern mit mir zusammen und trauen mir zu, mein Leben zu meistern?

(2) Welche Eigenschaften sehen sie wohl in mir?
(3) Welchen dieser Eigenschaften stimme ich zu bzw. kann ich auch selbst an mir erkennen?

Person	Eigenschaften	stimme zu
(1)		
(2)		
(3)		
(4)		
(5)		

Übung 21 • Stärken entdecken

Stellen Sie sich vor, ein Filmteam möchte einen Film über Ihr Leben drehen mit dem Titel »Die/Der starke .... (Ihr Name)«

Welche Szenen aus Ihrem Leben würden sich dazu eignen, in diesem Film gezeigt zu werden?

....

....

....

....

....

....

Merken Sie sich diese Situationen aus Ihrem Leben und erinnern Sie sich bewusst an sie, wenn Sie Momente haben, in denen Sie an Ihrer Kraft zweifeln.

Übung 22 • Nähe geben

Was löst die Suche nach Nähe meines Partners / meiner Partnerin bei mir aus? Bin ich selbst ein vermeidender Typ und bekomme Angst oder kann ich ohne Angst vor zu großer Nähe Unterstützung geben?

....

....

Welche Zeichen der Nähe und der Zuverlässigkeit kann ich meiner Partnerin / meinem Partner geben und auf längere Zeit durchhalten, ohne mich zu sehr eingeengt und belastet zu fühlen?

....

....

....

....

5.3 Das Vermeiden von Nähe

»Ich bin stark und brauche niemanden.« Wenn dieser Satz Ihr Selbstgefühl wiedergibt, gehören Sie wahrscheinlich zu den Menschen mit einem unsicher-vermeidenden Bindungsstil.

Starkes Selbstbild. Wenn das Elternhaus wenig Unterstützung gibt, z. B. weil ein Elternteil krank ist, ein Geschwisterkind behindert ist oder wirtschaftliche Sorgen es den Eltern unmöglich machen, ein Kind fürsorglich im Auge zu behalten, kann das Kind diesen Bindungstyp entwickeln. Auch wenn die Eltern ihr Heimatland verlassen mussten und sich in Deutschland aufgrund von Sprachproblemen oder kultureller Fremdheit nicht zurechtfinden, haben Kinder oft früh das Gefühl, von den Eltern keinen Schutz erwarten zu können, sondern im Gegenteil die Eltern schützen und unterstützen zu müssen. Manche dieser Kinder sind sehr leistungsstark in der Schule und haben dort Erfolgserlebnisse, die das Selbstwertgefühl bestätigen. Oder sie können körperlich stark sein oder sportlich besonders begabt. Das Selbstbild des Kindes wird eher durch Stärke geprägt sein und durch die Überzeugung: »Ich kann am besten selbst für mich selbst sorgen.«

Diese starken Kinder können zu dem Schluss kommen, dass sie niemanden brauchen. Sie sehen, dass ihre Eltern mit eigenen Sorgen und Problemen beschäftigt sind, fühlen sich dabei aber oft nicht unwohl oder vernachlässigt. Manchmal entwickeln sie sogar früh ein Überlegenheitsgefühl gegenüber den Eltern. Sie tragen oft sogar umgekehrt zum Selbstwertgefühl ihrer Eltern bei, die sie stolz nach außen präsentieren, aber vielleicht gleichzeitig innerhalb der Familie dem Kind signalisieren, das Kind möge sich nichts auf seine besondere Begabung einbilden, da sie sonst unbewusst sich selbst abgewertet sehen.

Auf den ersten Blick scheint der vermeidende Bindungsstil für die psychische Gesundheit nicht nachteilig zu sein. Solche Menschen wirken oft sehr souverän und stark. Sie verfügen über ein hohes Selbstwertgefühl, das allerdings an ihr Leistungsvermögen gekoppelt ist. Wenn Sie selbst zu dieser Gruppe gehören, sind Sie leicht in Gefahr, sich zu überlasten und auszubrennen. Ihre Depression entwickelte sich dann wahrscheinlich aus einer Erschöpfung oder einem Burn-Out heraus.

Mögliche Brüche. Da es im Leben immer wieder Situationen gibt, in denen man auf andere angewiesen ist, ist dieses allein auf Stärke beruhende Selbstwertgefühl brüchig. Sicherheit können Sie nur empfinden, wenn Sie selbst viel leisten können. Eine Sicherheit, die daraus entsteht, dass andere für Sie sorgen, wenn es Ihnen schlecht geht, kennen Sie vermutlich nicht. Sie stehen unter dem permanenten Druck, stark sein und sich behaupten zu müssen.

Wenn die »Vermeider« depressiv werden, ist oft ein beruflicher oder finanzieller Misserfolg der Auslöser. Auch körperliche Grenzen, wie z. B. ein unerfüllter Kinderwunsch, eine durch einen Unfall verursachte Behinderung, kann bei ihnen Versagensängste aktivieren. Ohne Erfolg und Leistungsfähigkeit fühlen sie sich bedroht und ungeschützt. Alles Streben geht danach, den Zustand des Erfolgs und der Leistungsfähigkeit schnell wieder herzustellen. Statt viel zu klagen, wenn es ihnen schlecht geht, versuchen sie ihren Zustand solange es geht auch vor den Familienangehörigen verborgen zu halten. Sie ziehen sich oftmals sehr stark zurück und lassen niemanden an sich herankommen. Einen Arzt oder Therapeuten aufzusuchen fällt ihnen besonders schwer, und die Diagnose »Depression« wird als existenzielle Bedrohung ihres bisherigen Selbstbilds als eine starke und leistungsfähige Person wahrgenommen. Dass es möglicherweise die Partner sind, die den Haushalt und die Versorgung der Kinder aufrechterhalten oder finanziell mehr beitragen, wird nicht mit Dankbarkeit registriert, sondern mit Scham. Die Fürsorge des anderen bewirkt kein Gefühl von Geborgenheit, sondern ein Gefühl der eigenen Nutzlosigkeit.

Ohnmächtige Partner. Für Sie als Partnerin eines »Vermeiders« ist es besonders schwer auszuhalten, dass Sie scheinbar auch jetzt nicht gebraucht werden und ohnmächtig am Rande stehen, während Sie doch sehen, dass es dem anderen sehr schlecht geht. Es fällt dem Depressiven aber gar nicht ein, dass es wichtig sein könnte, seinem Gegenüber seinen Zustand mitzuteilen. Es fehlt die Erfahrung, dass auf dic Mittcilung von Schwächc mit Rücksichtnahme und Unterstützung reagiert werden könnte. Bei Männern ist der vermeidende Bindungsstil etwas häufiger als bei Frauen, aber es gibt auch Frauen, denen es schwerfällt, Nähe zuzulassen. So berichtete ein Paar, dass sie es schon als einen großen Fortschritt erlebten, dass die Frau dem Mann morgens mitteilte, wenn sie schlecht geschlafen hatte und deshalb einen besonders schweren Tag vor sich hatte. Sie konnten so den Tag gemeinsam realistischer planen.

Beispiel

Dorotheas Vater war Alkoholiker und ihre Mutter war stark damit beschäftigt, den Alkoholismus des Vaters nicht nach außen sichtbar werden zu lassen. Da sie eine sehr gute Schülerin war, empfand sie ihre Kindheit nicht als schwierig. Als einzige der Geschwister studierte sie und wurde Lehrerin an einem Gymnasium. Ihr Mann Michael war selbstständiger Ingenieur und Erbe eines Hofs, der verpachtet war. Obwohl die Familie sehr gut finanziell versorgt war, war Dorothea die finanzielle Unabhängigkeit von ihrem Mann sehr wichtig, und sie arbeitete jeweils nach der Geburt der drei Töchter schnell wieder in Vollzeit. Da sie beruflich sehr engagiert war, wurde ihr die Mittelstufenleitung angeboten. Während sie überlegte, ob sie dieses Angebot annehmen sollte, fing sie zunehmend an, Schlafstörungen zu entwickeln und sie litt häufiger an Konzentrationsschwächen. Obwohl sie dieses Angebot ablehnte, brauchte sie immer länger für die Korrektur der Arbeiten, vergaß häufiger Termine oder Sachen und konnte sich weder mit ihren Kindern noch mit ihrem Mann über gemeinsame Unternehmungen freuen. Zuhause war sie gereizt und laut. Ihr Mann kümmerte sich immer mehr um die Kinder und nahm weniger berufliche Aufträge an. Er glaubte, ihr dadurch Entlastung zu schaffen und sie dabei zu unterstützen, beruflich erfolgreich zu sein. Aber sie fühlte sich zuhause immer mehr wie eine Fremde. Zum Ausgleich versuchte sie noch mehr, beruflich wieder leistungsfähig zu werden. Erst ein längerer Klinikaufenthalt machte ihr deutlich, dass sie eine verletzte kindliche Seite in sich hatte, die sich danach sehnte, gehalten zu werden und Freiräume für das Spielerische und »Nutzlose« zu haben. Ihr wurde auch bewusst, dass sie die Bedürfnisse der eigenen Töchter nach Aufmerksamkeit und Zuwendung wenig ernst genommen hatte. Sie reduzierte ihre Stundenzahl erheblich, verbrachte mehr Zeit mit den Töchtern und setzte Yoga und das Malen mit Ölfarbe, was sie in der Klinik kennengelernt hatte, im Alltag fort. So verbesserten sich langsam ihre Symptome.

Für beide Partner ist es oft schwierig zu erkennen, dass der Weg zur Heilung in diesen Fällen nicht darin bestehen kann, wieder genauso leistungsfähig zu sein wie vor der Erkrankung. Wenn Sie vor der Erkrankung zu den besonders leistungsfähigen Menschen gehört haben, müssen Sie wahrscheinlich Ihren bisherigen Lebensstil und Ihre Lebensziele in Frage stellen, um wieder gesund zu werden. Sie müssen ein ausgewogenes Verhältnis zwischen Leistung und Erholung finden. Da sich oft ein jahreslanges Defizit an erholsamen, genussreichen, kreativen Tätigkeiten aufgestaut hat und der Energietank erst einmal leer ist, zumal die Therapie selbst ein äußerst energieaufwendiger Prozess ist, kann dies viele Jahre so sein. Manchmal kann dies für die ganze Familie mit größeren finanziellen Einschränkungen verbunden sein. In der Regel profitiert aber auch die Familie sehr von einer Umorientierung hin zu einem stressfreieren Lebensstil.

Umorientierung. Deshalb ist die Ermutigung durch den Partner, den eigenen Erfolg nicht mehr in den Mittelpunkt des Lebens zu stellen, die wichtigste Unterstützung, die in diesem Fall gegeben werden kann. Dazu müssen Sie vielleicht auch selbst einen eigenen Prozess des Umdenkens und der Umorientierung mitmachen. Wenn Sie selbst beruflichen Erfolg und wirtschaftlichen Status nicht als wichtigstes Lebensziel ansehen, wird Ihnen dies leichter gelingen.

Meistens hat der Partner, der sich mehr um die Kindererziehung gekümmert hat, mehr Sinn für die wertvollen Erfahrungen, die sich im Zusammenleben, in der Gemeinschaft und in zwischenmenschlichen Beziehungen machen lassen. Es geht darum, diese Erfahrungen bewusst zu suchen, und ihnen ausreichend Zeit im Alltag einzuräumen.

Eine solche Veränderung geht nur langsam Schritt für Schritt. Viel ist erreicht, wenn es möglich wird, über belastende Gefühle zu sprechen. Wenn Sie mit der Überzeugung aufgewachsen sind, dass niemand Ihnen helfen wird bzw. kann und Sie allein zurechtkommen müssen, wird es für Sie ungewohnt sein, über Ihre Gefühle zu sprechen und dem anderen mitzuteilen, wenn es Ihnen schlecht geht.

Verändern Sie diese Überzeugungen, indem Sie lernen, sich Ihrer Partnerin mitzuteilen und darauf zu vertrauen, Zuwendung zu erhalten. Für die Partnerin ist es wichtig, nur aufmerksam und ehrlich interessiert zuzuhören und das Gehörte nicht zu bewerten oder Ratschläge zu geben. Übung 23 hilft Ihnen dabei, sich auf ein ungewohntes Gebiet zu begeben, indem Sie anfangen, über Ihre Gefühle zu sprechen.

Übung 23 • Seine Gefühle aussprechen

Die meisten Menschen erleben während einer Depression bessere und schlechtere Tage. Versuchen Sie, Ihrer Partnerin diese zu beschreiben.

Ergänzen Sie die folgenden Satzanfänge:

(1)

Ein **guter** Tag ist für mich, wenn ich ……………………………

Ich spüre in meinem Körper ……………………………………

Ich denke ………………………………………………………

Ich versuche, mir selbst zu helfen, indem ich ………………

Es tut mir gut, wenn du dann …………………………………

(2)

Ein **schlechterer** Tag ist für mich, wenn ich ………………

Ich spüre in meinem Körper ……………………………………

Ich denke ....

Ich versuche, mir selbst zu helfen, indem ich ....

Es tut mir gut, wenn du ....

(3)

Ein **sehr schlechter** Tag ist für mich, wenn ich ....

Ich spüre in meinem Körper ....

Ich denke ....

Ich versuche, mir selbst zu helfen, indem ich ....

Es tut mir gut, wenn du ....

(4)

Ein **sehr, sehr schlechter Tag** ist für mich, wenn ich ....

Ich spüre in meinem Körper ....

Ich denke ....

Ich versuche, mir selbst zu helfen, indem ich ....

Es tut mir gut, wenn du ....

Diese Aufgabe ist wahrscheinlich schwierig und ungewohnt. Deshalb ist es vielleicht zu viel, sie in einem Durchgang vollständig zu bearbeiten. Setzen Sie sich nicht unter Druck, alles beantworten zu müssen. Sprechen Sie über das, was Sie beantworten können!

Wenn Sie einmal darüber gesprochen haben, kann es Sie im Alltag entlasten, nur noch sagen zu müssen: »Heute ist ein sehr schlechter Tag.« Die Partnerin kann sich darauf einstellen und den Tag entsprechend planen. Sie weiß dann z. B., dass Sie wahrscheinlich nicht gemeinsam joggen werden, oder Ähnliches.

5.4 Vertrauen entwickeln

Eine sichere Bindung aufbauen. Möglicherweise konnten Sie sich in einem der beschriebenen ungünstigen Bindungsstile wiederfinden. Falls Ihnen dies Sorgen bereitet, gibt es eine gute Nachricht: Der Bindungsstil ist kein unabänderliches Schicksal. Es ist auch später im Leben noch möglich, eine sichere Bindung zu einem anderen Menschen aufzubauen. Indem Sie immer wieder die neuen Verhaltensweisen ausprobieren, indem Sie sich trauen, unangenehme Situationen des Alleinseins durchzustehen, indem Sie sich trauen, über Ihre Gefühle zu sprechen und sie dem anderen anzuvertrauen, werden Sie sich zu einer sicheren Bindung hinbewegen.

Als Partner leisten Sie hierzu einen wichtigen Beitrag. Dieser besteht darin, dass Sie zeigen, dass es möglich ist, immer wieder in die Nähe und Geborgenheit einer liebevollen Beziehung einzutauchen. Reagieren Sie auf die Äußerung von Gefühlen und Schwäche mit Verständnis und Wohlwollen, denn sichere Bindung beinhaltet die Erfahrung, in schwierigen und schmerzvollen Situationen nicht allein zu sein. Dieses Vertrauen, nicht allein gelassen zu werden, wenn es brennt, bildet den Kern einer sicheren Bindung.

Am Anfang werden Sie diese neuen Verhaltensweisen bewusst mit dem Kopf einführen müssen, bis sie irgendwann einmal zur Selbstverständlichkeit werden. Es ist wie mit dem Tanzen lernen: Erst werden Sie bewusst die Schritte zählen und sich auf Ihr inneres Kommando hin bewegen. Allmählich aber wird der Rhythmus Ihnen in Fleisch und Blut übergehen. Aus Mühe wird Freude und Leichtigkeit. Auch wenn Sie noch manchmal aus dem Tritt kommen werden, wird Ihr Wissen es Ihnen ermöglichen, wieder in den neuen Rhythmus hineinzukommen.

Eine sichere Bindung ist kein Allheilmittel gegen eine Depression. Sie kann jedoch mit großer Wahrscheinlichkeit die Genesung beschleunigen und weiteren Depressionen vorbeugen. Darauf deutet die Erfahrung hin, dass Menschen, die in einer festen Partnerschaft leben, seltener an einer Depression erkranken als Alleinlebende.

Die Sehnsucht, dass Verletzungen der Kindheit in der Paarbeziehung heilen können, hat also doch einen berechtigten Grund. Es ist jedoch notwendig, diese oft verborgenen Verletzungen zunächst einmal wahrzunehmen und ihre Auswirkungen auf Ihre Partnerschaft zu verstehen. Dadurch können Sie deren zerstörerischer Kraft in der Partnerschaft entgegenwirken.

Die Kenntnis der Kindheitserfahrungen des anderen wird Ihnen helfen, die wichtigsten Hemmnisse für eine partnerschaftliche Unterstützung in der Depression zu überwinden. Dadurch erst erhält die Liebe die Chance, sich positiv auszuwirken.

Das Wissen um diese Verletzungen kann Ihnen auch helfen, in der Kindheit Versäumtes nachzuholen. Der Psychiater Ben Furman (2013) prägte den Satz: »Es ist nie zu spät, eine glückliche Kindheit zu haben.« Er meinte damit, dass es nicht unser Schicksal ist, ein Leben lang unter den Wunden der Kindheit leiden zu müssen. In seinem gleichnamigen Buch zeigt er anhand von vielen Beispielen, dass es Menschen mit schweren Kindheitsschicksalen gelungen ist, als Erwachsene ein glückliches Leben zu führen.

Als Partner können Sie ein wichtiger Teil dieses Nachholprozesses sein. Auch in der Liebe zwischen Erwachsenen gibt es Elemente, die die kindlichen Seiten des Gegenübers berühren. Es kann sogar zu den schönsten Seiten erwachsener Liebe gehören, auch mal in sein eigenes kindliches Ich zurückfallen zu dürfen. Nicht zuletzt deshalb mögen es Liebende, sich gegenseitig mit verniedlichenden Namen wie »Bärchen« oder »Mäuschen« anzusprechen. Das zärtliche Berühren der Haut tut dem Säugling und dem Erwachsenen gleichermaßen gut. Es regt die Ausschüttung des Hormons Oxytocin an, das die Sensibilität für den anderen erhöht und Wohlbehagen auslöst. Es ist ein sehr wichtiger Gegenspieler des Stresshormons Cortisol, das uns gereizt und angespannt werden lässt. Schon das Halten der Hand bewirkt, dass wir körperlichen und seelischen Schmerz leichter ertragen können.

Tätigkeiten in der Freizeit, die völlig frei sind von Leistungsansprüchen, wie in der Sonne sitzen oder in der Sauna schwitzen, sanfte Musik hören oder den Tag verträumen, erreichen das verletzte innere Kind und tun ihm wohl. Sich gemeinsam dem Nichtstun hinzugeben, bringt oft beiden neue Energie und erzeugt Gefühle von Nähe und Zusammengehörigkeit. Was von einem erwachsenen Partner jedoch nicht zu leisten ist, ist, allein die Elternrolle für das verletzte innere Kind zu übernehmen. Dies ist Ihre gemeinsame Aufgabe als erwachsenes Liebespaar.

Die folgenden Übungen sollen das Verständnis füreinander vertiefen und Ihnen dabei helfen, sich mit dem Jungen und dem Mädchen, das Sie einmal waren, vertrauter zu machen. Sie können sich dann besser darin hineinversetzen, welche besonderen Verletzungen und Empfindlichkeiten aus dieser Zeit zurückgeblieben sind. War dieses Kind ein scheues oder ein trotziges, ein einsames oder ein anlehnungsbedürftiges Kind? Es werden in der Kindheit aber auch oft schon Stärken sichtbar, die sich unter widrigen Verhältnissen herausbilden und ein Leben lang tragen können, z. B. Tapferkeit, Gerechtigkeitsgefühl, Hartnäckigkeit, Kreativität. Dass Ihre Partnerin trotz schwieriger Verhältnisse in der Kindheit zu einem liebenswerten Menschen herangewachsen ist, zeigt ihre Stärke. Ob die Auseinandersetzung mit den kindlichen Seiten hilfreich ist, hängt stark davon ab, ob Sie bereits in der Therapie mit den kindlichen Verletzungen vertraut wurden. Es ist nicht Aufgabe der Partnerschaft, kindliche Verletzungen erst aufzuspüren. Wenn Sie Ihnen nicht offen zugänglich sind, ist dies oft ein Schutz, den Sie nicht unbedacht aufbrechen sollten. Als Partner sollten Sie nicht versuchen, eine Therapeutenrolle zu übernehmen. Dies schadet mehr als es nutzt. Wenn in der Therapie aber kindliche Verletzungen ausführlich bearbeitet wurden, kann es hilfreich sein, in der Gegenwart alternative Erfahrungen zu ermöglichen.

Übung 24 (angelehnt an Sanders, 2000) möchte Ihnen zunächst bewusst machen, dass Sie beide einen Kind- und einen Erwachsenenanteil besitzen. Als Erwachsene können Sie die fürsorgliche Mutter- oder Vaterrolle für das verletzte innere Kind übernehmen. Sie können sich aber auch als Erwachsene von der spielerischen Lebensfreude des Kindes anstecken lassen. Die Übung ist in erster Linie als Kommunikation zwischen der eigenen Kind- und Erwachsenenseite gedacht. Die Einbeziehung des Partners bzw. der Partnerin erfolgt über das Erzählen der eigenen Erfahrungen.

Übung 24 • Sich auf der Erwachsenen- und der Kinderebene begegnen

Setzen Sie sich einander gegenüber. Stellen Sie sicher, dass Sie bequem und entspannt auf Ihrem Stuhl sitzen und schließen Sie die Augen.

Gehen Sie mit Ihrer Aufmerksamkeit in Ihre Hände. Fühlen Sie sich warm oder kalt an?

Stellen Sie sich vor, dass Ihre linke Hand Ihre Kinderhand ist, und Ihre rechte Hand ist Ihre Erwachsenenhand.

Stellen Sie sich vor, was diese Hände gern miteinander tun möchten:

Vielleicht möchte Ihre Kinderhand Schutz in Ihrer eigenen Erwachsenenhand suchen. Vielleicht möchte die Kinderhand spielen …

Lassen Sie sich für diese Bilder in Ihrer Vorstellung ein paar Minuten Zeit.

Öffnen Sie Ihre Augen und berichten Sie einander von Ihren Erfahrungen.

Um die gegenseitigen kindlichen Seiten entdecken zu können, muss es nicht nur um die schmerzhaften und traurigen Seiten der Kindheit gehen. Auch das, was zur Überwindung der Krankheit beiträgt, war wahrscheinlich schon als Kind in Ihnen angelegt: die Lust auf Entdeckungen und frohes Erleben!

Übung 25 bietet Ihnen die Möglichkeit, den Jungen von damals und das Mädchen von damals besser kennenzulernen. Zugleich soll die Erfahrung von Spaß und Leichtigkeit in Ihnen Kraftressourcen zugänglich machen, die Ihnen auch heute guttun können.

Übung 25 • Zurück in die Kindheit

Haben Sie noch einen Zugang zu dem starken, fröhlichen und unbeschwerten Kind in Ihnen? Dann können Sie diesen Zugang nutzen, um gemeinsam in die Kindheit einzutauchen. Machen Sie ein kleines Event daraus und verabreden Sie sich zu einer gemeinsamen »Kinderzeit«, in der Sie etwas machen, was Sie als Kind sehr gemocht haben. Es ist egal, ob diese Aktivität in der Kindheit immer nur ein Traum geblieben ist oder ob Sie es als Kind tatsächlich erlebt haben.

Welche Aktivität hätte das Kind so richtig genossen? Achterbahn fahren und Zuckerwatte essen? Einen ganzen Abend Monopoly spielen? Einen wunderschönen Kinderfilm ansehen? Gab es einen Lieblingsfilm, einen besonderen Kindheitshelden, wie Pippi Langstrumpf oder Harry Potter? Zum Glück sind solche Filme heute problemlos verfügbar.

Vergessen Sie bei diesem Event nicht die entsprechende Verpflegung: Popcorn, Himbeereis oder vielleicht eher Pommes rot-weiß? Was gehört für Sie zu dieser besonderen Aktivität dazu?

Tragen Sie hier Ihre Ideen für ein Kindheitsevent ein:

....

....

Laden Sie Ihren Partner zu diesem Event ein. Lassen Sie sich als Partner auf die Idee ein, auch wenn sie vielleicht zunächst ein wenig verrückt klingt. Sie müssen natürlich nicht alles mitmachen, aber sehen Sie es als Chance, selbst in Kontakt mit kindlicher Unbeschwertheit zu kommen.

Begeben Sie sich gemeinsam in die Kindheit zurück.

Kinder lieben Märchen oder märchenhafte Geschichten. Viele Märchen, Kinderbücher oder -filme handeln von schwierigen

Verhältnissen, unter denen Kinder aufwachsen, und davon, dass Kinder zuerst in ihrer Umgebung kleingemacht wurden, aber dann ihr wahres Ich zeigen konnten (z. B. Aschenputtel, Pippi Langstrumpf, Harry Potter, Der König der Löwen). Solche Geschichten können Kinder ermutigen, auch in schwierigen Situationen nicht aufzugeben. Sie enthalten aber auch Botschaften und Lebensweisheiten, die auch für Erwachsene bedeutsam sein können. Vielleicht haben Sie eine solche Lieblingsgeschichte aus Ihrer Kindheit. Dann können Sie diese Geschichte noch einmal neu hervorholen und sich gegenseitig vorlesen. Was hat Sie als Kind damals an dieser Geschichte fasziniert? Mit welcher Figur konnten Sie sich besonders identifizieren? Wenn Sie einander davon erzählen, lernen Sie auch mehr über das Kind, das der andere einmal war.

Märchen schildern oft einen Prozess des Wachsens und der Heilung. Dabei wird meistens ein innerer Prozess der Hauptperson geschildert, aber es kommen auch helfende und rettende Kräfte ins Spiel. Sich kreativ mit einem Märchen auseinanderzusetzen, kann deshalb eine gute Gelegenheit sein, sich über den eigenen Stand im Heilungsprozess klarer zu werden. Die Übung 26 greift das Märchen vom hässlichen Entlein (nach H. C. Andersen) auf. Das Märchen erzählt den Weg aus der Einsamkeit zu Selbstfindung und Gemeinschaft und zeigt auch die wichtige Rolle der Helfer und Unterstützer.

Übung 26 • Ein Märchen malen

Lesen Sie das Märchen jeder für sich und malen Sie ein Bild von der Szene, die Sie besonders anspricht.

Das hässliche Entlein
Es war einmal eine Entenmutter, die lebte auf einem Bauernhof. Sie wartete darauf, dass bald ihre sieben Küken schlüpfen würden. Als es so weit war, schlüpften sechs wunderschöne gelbe Küken.

Das siebte Ei war viel größer als alle anderen und rührte sich nicht. Erst ein paar Tage später schlüpfte ein graues, hässliches Entlein aus dem Ei. Die Entenmutter hatte das graue Küken trotzdem lieb, aber sie machte sich Sorgen. Das graue Entlein war ein sehr tollpatschiges Entlein. Keines der anderen wollte mit ihm spielen.

Eines Tages fasste das Entlein den Entschluss, wegzulaufen. Während alle anderen Tiere schliefen, machte es sich auf den Weg. Auf der Reise begegneten dem Entlein viele andere Tiere. Niemand konnte ihm jedoch sagen, warum es so hässlich war. Einmal kam es zu einer Bäuerin. Diese dachte, das Entlein wäre eine Gans und sperrte es in einen Käfig. Die Bäuerin wollte, dass das Entlein Gänseeier legte. Weil das Entlein aber keine Gans war, ging das nicht. Das Entlein hatte Angst, als Gänsebraten zu enden. Eines Nachts, als die Bäuerin nicht aufpasste, lief es wieder weg.

Bald fand das kleine Entlein einen wunderschönen See. Es versteckte sich im Schilf und blieb dort. Doch nach einiger Zeit kam der Winter und es wurde immer schwieriger, Nahrung zu finden. Das Entlein war sehr schwach und verließ sein Versteck. Da fand ein Bauer das kleine Tier und nahm es mit. Seine Kinder pflegten das hässliche Entlein und so überlebte es den Winter. Im Frühling war das Entlein sehr groß geworden und der Bauer brachte es zurück an den Schilfsee.

Hier konnte das Entlein sein Spiegelbild sehen. Es erschrak sich, denn es war gar nicht mehr hässlich. Ganz im Gegenteil, dass Entlein war zu einem wunderschönen Schwan geworden. Auch alle anderen Schwäne, die an den See zurückkehrten, freuten sich über ihn. Ab diesem Tag gab es kein hässliches Entlein mehr, sondern nur einen wunderbaren Schwan, der sich niemals mehr einsam fühlte!

Zeigen Sie einander Ihre Bilder und erklären Sie, warum Sie diese Szene besonders angesprochen hat.

Interpretationshilfe. Die Geschichte enthält mehrere Stationen: Einsamkeit, Gefahr, Flucht, Hilfe/Zuwendung und

Selbsterkenntnis. Die Situation, die Sie zum Malen ausgewählt haben, ist wahrscheinlich die Situation, die Ihrem aktuellen Lebensgefühl am nächsten ist. Vielleicht haben Sie aber auch die Situation gemalt, die Sie am meisten wünschen.

Auch für die Begleiter gibt es verschiedene Rollen: die hilflose Mutter, der rettende Bauer, die fürsorglichen Kinder, die gleichgesinnten Schwäne. Auch hier gibt es die Möglichkeit, dass Sie eine Situation ausgewählt haben, die Sie gerade ähnlich erleben oder die Sie sich wünschen.

6 Füreinander Partner bleiben

6.1 Gegenseitiges Geben und Nehmen

Die Unterbrechung des alten Zusammenspiels. Glückliche Zeiten in einer Partnerschaft sind meistens mit dem Gefühl verbunden, dass Sie beide mit einer gewissen Leichtigkeit auf der gleichen Wellenlänge dahingleiten, so wie es bei einem Paar geschieht, das miteinander tanzt. Im Tanz sind beide Partner aufeinander bezogen, haben sich im Blick, reagieren sensibel auf die Bewegungen des anderen, behalten dennoch den Freiraum, eigene Figuren zu drehen. Beide sind gleichermaßen wichtig und tragen zum Gelingen des Tanzens bei. Das Miteinander ist gut abgestimmt und bringt Freude.

Die Depression aber hat Ihr bisheriges Zusammenspiel, Ihre Art und Weise, miteinander zu »tanzen«, unterbrochen. Versuchen Sie als Partner jetzt nicht, die geliebte Person stattdessen gleichsam in Huckepack zu nehmen und durch die Depression zu tragen. Sie werden sonst irgendwann beide am Boden liegen. Um ein Paar zu bleiben, müssen Sie beide mit den Beinen auf dem Boden stehen. Der Tanz, den Sie früher gemeinsam getanzt haben, wird genauso nicht mehr möglich sein. Sie müssen neu lernen, welche Schritte mit dem anderen möglich sind, wie schnell und wie weit Sie sich gemeinsam bewegen können, welcher Rhythmus jetzt für Sie passend ist. Wenn Sie sich im Blick behalten und sich an den Händen fassen, können Sie miteinander verbunden bleiben.

Gefährliches Ungleichgewicht. Die Rollen zwischen Ihnen werden dabei neu verteilt. Da eine Depression eine sehr einschränkende, bedrückende Krankheit ist, bringt sie das Gleichgewicht zwischen Ihnen in Gefahr. Sie erleben sich nicht mehr als gleich stark. Wenn Sie erkrankt sind, fühlen Sie sich dadurch oft wesentlich erschöpfter und benötigen mehr Ruhephasen. Als Partner werden Sie versuchen, dies auszugleichen und eine aktivere Rolle übernehmen.

Dadurch kann ein zunehmendes Ungleichgewicht zwischen Ihnen beiden entstehen.

»Am meisten vermisse ich eine Partnerschaft auf Augenhöhe«, klagte der Ehemann einer seit mehreren Jahren depressiven Frau. »Dir geht es doch gut, du kannst doch schnell mal …,« ist die Erwartungshaltung auf der anderen Seite. Auf den zweiten Blick ist jedoch zu erkennen, dass auch die Rolle des Partners mit vielerlei Belastungen und Einschränkungen verbunden ist. Sehr viele Partner von depressiv Erkrankten leiden unter so starken Beeinträchtigungen, dass sie selbst Therapie benötigen. Oft ist dies eine Folge von Überforderung.

Es ist für Sie beide gefährlich, wenn Sie das Ungleichgewicht zwischen Ihnen zu groß werden lassen. Die Krankheit mit ihren Einschränkungen ist da, aber wo immer es möglich ist, sollten Sie sich um Gegenseitigkeit im Geben und Nehmen bemühen. Das heißt nicht, dass Sie die Arbeitsteilung in der Familie so fortsetzen können, wie sie ohne die Depression war. Für das Geben und Nehmen müssen jetzt vielleicht andere Bereiche gefunden werden. Es hat sich gezeigt, dass die Kranken- und die Helferrolle beide große Nachteile haben, die die Depression begünstigen und deshalb möglichst geringgehalten werden sollten.

Die alleinige Krankenrolle. Der Vorteil der Krankenrolle kann sein, dass Sie erst einmal Aufmerksamkeit erhalten. Ihre Partnerin wird sich Zeit nehmen, um zuzuhören und zu versuchen, die Erkrankung zu verstehen. Dies ist zunächst einmal sehr angenehm. Es ist aber auch notwendig einzugestehen, dass Sie »schwach« sind und weniger leistungsfähig. Dadurch wird auch die Bereitschaft des anderen geweckt, mehr Aufgaben zu übernehmen und Sie im Alltag zu schonen und zu entlasten.

Nur noch schwach zu sein, ist jedoch schnell mit dem Gefühl der Minderwertigkeit verbunden. Ihr Selbstwertgefühl kann unter der einseitigen Krankenrolle leiden, wenn nur noch im Vordergrund steht, was alles nicht mehr geht. Kranksein und etwas geben können, schließen sich aber nicht aus. Um dem anderen etwas geben zu können, ist es nicht unbedingt nötig, leistungsfähig zu sein.

Auch schwache Menschen können manchmal noch viel geben, z. B. Verständnis, Anerkennung und Wertschätzung. Allein, dass überhaupt ein anderer Mensch da ist, mit dem mein Leben verbunden ist, kann wertvoll sein. Es ist wichtig, dass Sie beide sich dies bewusst machen.

Neben dem angeschlagenen Selbstbewusstsein ist ein weiterer Nachteil an der Rolle des hilflosen Kranken, dass die Gefahr besteht, bevormundet zu werden. Die gesunden Partner in ihrer Fürsorglichkeit glauben vielleicht, besser als Sie selbst zu wissen, was Ihnen guttun würde. »Ich kenne meinen Mann, und daher wusste ich, dass er allein zurechtkommen würde«, sagte eine Frau zur Begründung, warum sie ihren Mann trotz seiner Bitte, ihn in der Klinik zu besuchen, allein gelassen hatte. Die Haltung »Ich kenne dich besser als du dich selbst« ist eine verhängnisvolle Einstellung. Dann wird der depressive Partner das Gefühl bekommen, nicht ernstgenommen und entmündigt zu werden. Für das Selbstbewusstsein, aber auch für die Partnerschaft, ist es sehr negativ, wenn die erkrankte Person in die Rolle eines weiteren Kindes rutscht, und sich nicht mehr als gleichwertige Partnerin fühlen kann.

Die begrenzte Krankenrolle. Der Ausweg aus diesem Dilemma kann nicht darin bestehen, die Depressivität zu leugnen. Sich nicht die Pausen zu gönnen, die notwendig wären, sich um jeden Preis anzustrengen, die alten Alltagsroutinen aufrechtzuerhalten, führt zu Gereiztheit und Überforderung. Für den depressiven Partner ist es deshalb ratsam, eine »begrenzte Krankenrolle« zu übernehmen (Coyne & Benazon, 2001), d. h. Hilfe und Unterstützung ohne Scham annehmen, wo sie nötig ist, aber nicht völlig in der Rolle des Nehmenden verharren. Wenn die Krankheit Spielräume lässt, sollten diese ganz bewusst genutzt werden, um auch die Rolle des Gebenden einzunehmen. Die Fähigkeit, aktiv zu sein und etwas zu schaffen, ist oft sehr eingeschränkt. Es gibt aber Bereiche, die für die Partnerschaft sehr wichtig sind, und weniger Anstrengung erfordern. Dazu gehören Wertschätzung und Verständnis, körperliche Nähe und ein Anerkennen von Autonomie. Alle diese Bestandteile einer guten Partnerschaft erfordern weniger Energie und sind trotzdem wichtige Gaben, die dem gesunden Partner das Leben erfreulicher und leichter machen können.

Die alleinige Helferrolle. Wenn Sie der helfende Partner sind, haben Sie den Vorteil, dass Sie sich als leistungsfähig erleben, wodurch das Selbstbewusstsein meistens gestärkt wird. Zu Recht fühlen Sie sich gebraucht und nützlich. Dennoch fehlt Ihnen wahrscheinlich etwas. »Ich bin derjenige, der allein den ganzen Karren zieht«, so formulierte es ein Familienvater mit zwei kleinen Kindern und einer depressiven Frau. Obwohl der Satz auch ein wenig Stolz enthält, schwingt unterschwellig auch Traurigkeit mit: »Ich bin allein mit meiner Verantwortung. Ich habe niemanden an meiner Seite, der mir hilft, die Lasten zu tragen.« Hält dieser Zustand sehr lange an, kann sich eine Überforderung einstellen. Irgendwann werden Sie erschöpft sein und sich nach Möglichkeiten sehnen, aufzutanken. Außerdem kann sich allmählich auch das Gefühl von Einsamkeit einschleichen.

Die Chancen der Rollenumkehr nutzen. Um die negativen Seiten der Krankenrolle und der Rolle des Helfenden abzumildern, ist es wichtig, dass Sie beide auch manchmal die Seiten wechseln können, d. h., dass der Helfende in manchen Zeiten derjenige sein darf, die Unterstützung bekommt. Der Kranke hat dadurch auch die Chance, der Starke zu sein, der Unterstützung gibt. Bei sehr schweren Depressionen wird das nicht möglich sein, bei leichten oder mittelgradigen aber schon. Wenn bei Ihnen die Erkrankung nicht an allen Tagen und nicht zu allen Tageszeiten gleich stark ist, können gerade solche besseren Phasen sehr gut zur Rollenumkehr genutzt werden. Eine Partnerschaft besteht aus sehr vielen unterschiedlichen Bereichen, in denen wir einander Gutes tun können. Die wichtigsten davon werden im folgenden Abschnitt 6.2 nacheinander genauer betrachtet, um herauszufinden, welche Möglichkeiten auch unter dem Vorzeichen einer Depression davon erhalten bleiben.

Da die Hilfsbedürftigkeit der erkrankten Person durch die Depression so offenkundig ist, gerät leicht aus dem Blick, dass auch der helfende Teil Bedürfnisse hat und den anderen braucht. Übung

27 lenkt den Blick auf die Bedürfnisse der Helfenden. Gleichzeitig bestätigt sie der erkrankten Person, dass sie für das Wohlergehen des anderen trotz der Depression wichtig ist.

Übung 27 • Warum ich dich brauche

Wenn Sie sehr stark in der Rolle der Gesunden festgelegt sind, geht Ihnen vielleicht verloren, dass Sie als Gesunde auch den Kranken brauchen. Dies können Sie als Partnerin ändern, indem Sie dem anderen sagen, dass er unabhängig von aller Leistung von Ihnen gebraucht wird.

Sagen Sie Ihrem Partner, warum er in der Partnerschaft und in der Familie gebraucht wird. Orientieren Sie sich an dem, was an den besseren Tagen bereits möglich ist. (Z. B. Ich brauche dich, um gemeinsam zu planen, wie wir … Ich brauche dich, um nicht allein sein zu müssen, wenn ich … Ich und die Kinder brauchen dich, weil …)

Ich brauche dich, weil …

……………………………………………………………………

……………………………………………………………………

……………………………………………………………………

Ich brauche dich, um …

……………………………………………………………………

……………………………………………………………………

……………………………………………………………………

Die Kinder und ich brauchen dich …

……………………………………………………………………

……………………………………………………………………

……………………………………………………………………

6.2 Erkunden, was möglich ist

6.2.1 Verständnis

Für unser Wohlbefinden ist es sehr wichtig, dass ein anderer Mensch uns Aufmerksamkeit schenkt, uns zuhört, uns widerspiegelt, was er gehört hat und sagt, dass er uns versteht. Obwohl Sie beide sich in dieser Hinsicht gegenseitig brauchen, gibt es während einer Depression unterschiedliche Hindernisse, die dieses Verständnis für den anderen sehr schwer machen. Das Erleben und die ganze Gefühlswelt sind in einer Depression so verändert, dass Menschen, die diesen Zustand nie erlebt haben, sich nur sehr schwer in diese außergewöhnliche und belastende Gefühlswelt hineinversetzen können. In der Depression ist es umgekehrt auch nicht leicht, sich daran zu erinnern, wie die Gefühlswelt eines nicht-depressiven Menschen aussieht.

Verständnis für den depressiven Partner. Generell erfordert es viel Geduld, einem anderen Menschen zuzuhören, der seine Traurigkeit, seine Niedergeschlagenheit und seine Hoffnungslosigkeit schildert. Erschwerend in der Depression kommt hinzu, dass sich dieser Zustand des Klagens über einen großen Zeitraum hinziehen kann oder über Wochen oder Monate die Kommunikation dominiert. Viel Kraft ist nötig, um sich angesichts scheinbar nicht enden wollender Klagen nicht genervt und gereizt zu zeigen. Es erfordert eine ungeheuer große Portion an Selbstbeherrschung, einem depressiven Menschen zuzuhören, ohne sofort den Impuls zu haben, ihn aus dieser klagenden Haltung herauszuführen, ihn aufzumuntern, seiner negativen Sichtweise zu widersprechen und ihn vielleicht sogar von seinen trüben Gedanken abzulenken. Die meisten Menschen denken, dass sie dem anderen damit helfen würden, aus der Negativität herauszukommen. Aber dies trifft oft nicht zu. Sie wecken mit aufmunternden Worten im depressiven Menschen oft eher das Gefühl, nicht ernstgenommen zu werden, in Frage gestellt zu werden, unverstanden und allein zu sein.

Ganz besonders schwer wird es Ihnen fallen, dem Jammern und Klagen eines anderen Menschen verständnisvoll zuzuhören, wenn in dem Klagen ein Vorwurf mitschwingt, der gegen Sie selbst gerichtet ist. Die natürliche und spontane Reaktion ist es dann, sich zu verteidigen. Damit wird die Distanz zu dem anderen aber vergrößert. Er wird sich entweder nicht mehr trauen, weiter von sich zu erzählen, oder gereizt und aggressiv reagieren. Dann hat der Einstieg in eine Spirale der Eskalation begonnen, aus der am Ende nur noch Verletzte hervorgehen.

Um nicht in diese spontanen Reaktionsweisen zu verfallen, ist es notwendig, sich klarzumachen, dass der andere wahrscheinlich nicht die Absicht hatte, Sie anzugreifen. Es geht auch nicht darum, ob die Aussagen des anderen in einem objektiven Sinn wahr sind. Sie sind ein Ausdruck der Gefühlswelt während einer Depression und sollten zunächst einmal in dieser Bedeutung stehen gelassen werden.

Um eine hilfreiche Umgangsweise mit dem Klagen zu entwickeln, hat die Paartherapeutin Shiri Cohen (2007) sehr konkrete Vorschläge entwickelt, die beispielhaft in den folgenden Reaktionsmöglichkeiten (Übung 28) vorgestellt werden.

Das Wichtigste an den hilfreichen Antworten ist, dass sie das Gefühl nicht in Frage stellen oder den anderen nicht dafür kritisieren, dieses Gefühl zu haben. Hilfreich ist es außerdem, sich die Formel »Wir stehen das gemeinsam durch.« anzugewöhnen. Dieser Satz hat außerdem den Vorteil, dass Sie Ihre Zuverlässigkeit zusichern, und der Angst entgegenwirken, verlassen zu werden.

Diese hilfreichen Antworten können Sie in Übung 28 kennenlernen und benutzen, um Ihre eigenen Worte des Verständnisses zu finden.

Übung 28 • Verständnis zeigen

Lesen Sie die folgenden Dialoge durch und versuchen Sie herauszufinden, warum einige Reaktionen ungünstig sind. Was haben die besseren Reaktionen gemeinsam? Entwerfen Sie am Schluss einen Dialog, wie er in Ihrer Partnerschaft vorkommen könnte.

Depressive/r Partner/in	Ungünstige Reaktion	Bessere Reaktion
»Niemand kümmert sich um mich«,	»Ich kümmere mich doch, merkst du das nicht?«	»Ich weiß, dass es sich für dich im Moment so anfühlt. Aber wir stehen das gemeinsam durch«.
»Ich bin ganz allein.«	»Das bist du nicht. Ich bin doch bei dir. Bedeutet dir das nichts?«	»Ich weiß, dass du dich allein fühlst. Kann ich dir irgendwie helfen? Ich bin einfach nur froh, bei dir zu sein. Wir stehen das gemeinsam durch.«
»Warum lässt du mich nicht in Ruhe? Es hat doch sowieso alles keinen Sinn mehr. Es hat keinen Zweck, weiterzumachen.«	»Wie kannst du so etwas denken? Du hast tolle Kinder, du hast einen guten Job. Ich liebe dich. Du hast alles, wofür es sich zu leben lohnt.«	»Ich weiß, dass es sich für dich im Moment so anfühlt, aber ich möchte, dass du weißt, dass du für mich und die Kinder sehr wichtig bist. Wir werden dieses Gefühl gemeinsam durchstehen.«
»Ich bin überflüssig. Nichts, was ich tue, taugt etwas.«	»Was redest du für einen Unsinn. Du hast in deinem Leben viel erreicht.«	»Ich weiß, dass du dich jetzt gerade wertlos fühlst. Gefühle kommen und gehen. Wir stehen das gemeinsam durch.«
Welchen Satz hören Sie häufiger von Ihrer Partnerin?	Was ist Ihre spontane Antwort?	Was könnte eine bessere Antwort sein?

Verständnis für den nicht-depressiven Partner. Das Verstehen ist keine Einbahnstraße. Auch als depressiv Erkrankte müssen Sie sich bemühen, das Wohlergehen des anderen im Blick zu behalten. Aus der depressiven Perspektive mag es so scheinen, als seien die anderen Familienmitglieder grenzenlos stark und leistungsfähig. Wenn Sie an Ihre guten Zeiten zurückdenken, wissen Sie, dass das nicht der Realität entspricht.

Die Verwundbarkeit des anderen wahrnehmen. Machen Sie sich klar, dass die Tatsache, dass der Partner nicht depressiv ist, nicht bedeutet, dass er unverwundbar ist. Er wird sich anstrengen müssen, um das, was Sie im Moment nicht leisten können, auszugleichen. Vor allem aber wird er leiden, wenn Sie Ihre schlechte Stimmung ungefiltert weitergeben. Wenn Sie sich an Zeiten erinnern, in denen Sie selbst noch nicht erkrankt waren, dann wissen Sie, dass es Sie trotzdem belastet und verletzt hat, wenn Sie von einem anderen Menschen durch Worte angegriffen wurden.

Depressionen können nicht nur Niedergeschlagenheit hervorrufen, sie können auch gereizt und aggressiv machen. Vorwürfe, Entwertungen und Beleidigungen treffen auch gesunde Partner hart. Es mag sich erleichternd anfühlen, den inneren Druck nach außen abzugeben, aber langfristig wird die Partnerschaft zermürbt, wenn der andere angeschrien und klein gemacht wird. Leider werden manchmal auch erniedrigende Erfahrungen der Kindheit weitergegeben. Beschimpfungen und Beleidigungen werden für normal oder als nicht so schlimm angesehen, weil sie dem üblichen Umgangston der Herkunftsfamilie entsprechen. Viele Depressive schaffen es, während ihrer Arbeitszeit sich angepasst zu verhalten, lassen nach Feierabend aber allen Frust ungefiltert heraus. Ihre Familie ist aber nicht weniger wertvoll als Ihre Kunden oder Ihre Arbeitskollegen. Ihr Ärger darf auch dort nicht einfach auf andere abgeladen werden.

Fehler eingestehen. Wenn es dennoch passiert ist, dass Sie laut und verletzend wurden, entschuldigen Sie sich. Sie zeigen Ihrem Gegenüber damit, dass Sie dessen Rechte respektieren und sich in Zukunft bemühen werden, sie bzw. ihn nicht zu verletzen.

Aus der depressiven Perspektive fühlt es sich oft sehr schmerzhaft an, sich in die Partnerin hineinzuversetzen. Sehr schnell kann dann der Gedanke auftauchen: »Ich bin für meine Familie nur noch eine Last.« Die aktuelle Familie wird dies aber wohl kaum so gesagt haben oder so fühlen. Ihre Partnerin hat sich einmal für Sie entschieden, weil sie das Zusammenleben mit Ihnen als wohltuend empfand. Sie entscheidet sich auch heute immer wieder dafür, mit Ihnen zusammen zu bleiben, weil es für sie gut ist, dass es Sie gibt. Das Gefühl, für andere nur eine Last zu sein, hat sich in früheren Phasen Ihres Lebens in Ihnen verankert und taucht jetzt wieder auf. Für Ihre heutige Partnerschaft mag Ihre Depression auch eine Last sein, aber Sie selbst als Person sind ein großer Gewinn. Sie können etwas dafür tun, dass es so bleibt.

Einen Rollentausch versuchen. Auch Ihr Partner braucht einen Menschen, der ihm Aufmerksamkeit schenkt, der ihm zuhört und ihn versteht. Er ist nicht immer stark, hat Sorgen im Beruf oder sorgt sich um die Kinder, auch für ihn bringt die Depression Einschränkungen und Belastungen mit sich. Es handelt sich aber um Belastungen, die sich bewältigen und die sich verringern lassen. Geben Sie dem Partner die Chance, seine Kraftreserven aufzufüllen. Wenn Sie selbst mehr Ruhe brauchen und nicht mehr so aktiv sind, dann ermutigen Sie Ihren Partner, sich mit anderen zu treffen, um Hobbys auszuüben. Wenn Sie sich unter vielen Menschen überfordert und unwohl fühlen, lassen Sie Ihren Partner allein Geselligkeit pflegen. Dies wird nicht mehr in dem gleichen Zeitumfang möglich sein, wie vor der Erkrankung, aber es muss ausreichend Zeit für Ihren Partner sein, sich zu erholen.

Grundvoraussetzung für Verständnis ist es, dass Sie Raum schaffen, miteinander zu reden. Raum und Zeit zum Reden wird erfahrungsgemäß am ehesten dadurch gesichert, indem man sich einen festen Termin vereinabart, der für die gemeinsame Zeit reserviert ist.

Machen Sie beide jeweils für sich die Übung 29 (angelehnt an Cohen, 2007). Sie unterstützt Sie dabei, sich in den anderen hineinzuversetzen.

Übung 29 (A) • Empathie entwickeln – für den nicht-depressiven Partner

(1) Können Sie sich an eine Zeit in Ihrem Leben erinnern, in der es Ihnen schlecht ging und in der Sie traurig oder niedergeschlagen waren?
(2) Welche dieser Zeiten war für Sie am schlimmsten? Versuchen Sie sich möglichst genau an diese Situation zu erinnern.
(3) Haben Sie damals Gefühle des Selbstzweifels gehabt, fühlten Sie sich hoffnungslos und hilflos? War Ihre Leistungsfähigkeit eingeschränkt, hat dieses Ereignis Ihre Fähigkeit beeinflusst, den Alltag zu bewältigen? War es für Sie mühevoller, Ihre Alltagsaufgaben zu verrichten?

Eine Depression ist eine vielfache Verstärkung dieser Gefühle, die auch im Leben von gesunden Menschen auftauchen können.

Übung 29 (B) • Empathie entwickeln – für die depressive Partnerin

(1) Können Sie sich an eine Situation erinnern, in der Sie wünschten, einem Menschen, den Sie gernhatten, helfen zu können, aber dieser Mensch ließ sich nicht helfen oder trösten, sondern wies Ihre Hilfe zurück?
(2) Können Sie sich an eine Situation erinnern, in der Sie einem geliebten Menschen gegenüber ratlos waren, weil Sie nicht wussten, was in ihm vorgeht?
(3) Können Sie sich an eine Situation erinnern, wo Sie gegenüber einem geliebten Menschen falsch reagiert haben, weil Sie sich nicht vorstellen konnten, was Ihre Reaktion bei ihm auslösen oder bewirken würde?

Diese Erinnerungen können Ihnen dabei helfen, zu verstehen, dass es für Ihre Partnerin belastend ist, Ihnen nicht helfen zu können, und dass sie Hinweise von Ihnen braucht, was Ihnen guttut.

6.2.2 Wertschätzung

Ein weiteres Grundbedürfnis in einer Partnerschaft besteht darin, wertgeschätzt zu werden. Lob und Anerkennung sind ein Grundnahrungsmittel für die Seele (Sachse & Sachse, 2005). Dies ist ein schönes und absolut treffendes Bild – jeder Mensch braucht sie, und er braucht sie immer wieder. Einmal gesagt reicht nicht. Wenn jemand z. B. sagt, dass der andere »ein feiner Kerl« oder die andere »eine süße Maus« ist, dann wird damit nicht eine Information gegeben, die der andere jetzt für immer in seinem Kopf abspeichern kann. Solche Sätze geben wie Nahrungsmittel täglich die Energie, die wir zu einem zufriedenen Leben brauchen. Die Partnerschaft sollte einer der Orte sein, an dem diese Seelennahrung gegeben wird, sonst fangen wir an, emotional zu hungern. Und das ist eine schlechte Voraussetzung, um eine sehr schwere Zeit, wie eine depressive Erkrankung, gut durchzustehen. Hinzukommt, dass eine Depression meistens von tiefen Selbstwertzweifeln begleitet ist. Der Bedarf an Lob und Anerkennung ist in dieser Lebensphase daher noch einmal erhöht.

Ein großer Verhinderungsfaktor für ausreichend Lob und Anerkennung ist die Gewöhnung. Sich an etwas zu gewöhnen, führt dazu, etwas als selbstverständlich hinzunehmen. Über Selbstverständliches redet man aber nicht. Stellen Sie sich als Paar diesem natürlichen Verlauf bewusst entgegen.

Wertschätzung für den depressiven Partner. In einer Partnerschaft, in der einer depressiv erkrankt ist, kommen zur Gewöhnung weitere Probleme hinzu. Das, was früher selbstverständlich war, gelingt nun nicht mehr oder bereitet auf einmal große Mühe. Damit nun noch Anlass für Lob und Anerkennung gesehen wird, muss der Maßstab deutlich verschoben werden. Stellen Sie sich eine Frau vor, die bisher den Haushalt mit drei kleinen Kindern wunderbar bewältigte, sie achtete auf gesunde Ernährung für ihre Familie und eine sinnvolle Beschäftigung für die Kinder. Nun aber kann sie sich gerade noch dazu aufraffen, ein einfaches Gericht wie Spaghetti mit Tomatensoße zuzubereiten, die Kinder in den Garten zu lassen und aufzupassen, dass sie sich nicht verletzen. In Anbetracht ihrer Depression bedeutet dies, dass sie tatsächlich viel geleistet hat. Sie selbst wird damit nicht zufrieden sein. Umso wichtiger ist die Bestätigung von außen, dass das, was geschafft wurde, eine anerkennenswerte Leistung ist.

Oder stellen Sie sich einen Mann vor, der nicht nur der Familienernährer sein wollte, sondern auch ein aktiver Vater. Nun aber schafft er nach Feierabend nichts mehr, außer auf dem Sofa dem Treiben der Familie zuzuschauen, oder er zieht sich vielleicht schon früh ins Bett zurück. In Anbetracht seiner Depression ist es trotzdem eine große Leistung, dass er weiterhin Geld verdient. Das sollte von seiner Frau auch erwähnt werden. Leicht werden solche Dinge, die außerhalb des Hauses für die Familie geleistet werden, übersehen, weil sie sich nicht vor den Augen der anderen abspielen. Deshalb braucht es einen Moment, um sich bewusst zu machen, dass sie wichtig sind.

Für eine depressiv Erkrankte kann es auch eine Schwierigkeit darstellen, Lob anzunehmen. Reaktionen wie »Das sagst du jetzt nur so.«, »Das meinst du ja nicht wirklich.« weisen den Partner jedoch zurück. Wenn Sie depressiv sind, sollten Sie sich klar machen, dass in dem Lob Zuneigung steckte und dass es schmerzhaft ist, wenn Zuneigung, die man geben will, nicht angenommen wird. »Mir fällt es schwer, das zu glauben, weil ich nicht gut drauf bin, aber es freut mich, dass du das sagst«, wäre dagegen auch für den Partner eine hilfreiche Bestätigung seiner Haltung.

Wertschätzung für die nicht-depressive Partnerin. Die nicht-depressive Partnerin wird einen Teil der Aufgaben, die der andere nicht mehr leisten kann, übernehmen. Dadurch gerät sie selbst aber in die Gefahr eines Burn-Outs. Ein Burn-Out entsteht vor allem in Situationen, in denen die äußeren Anforderungen sehr hoch sind, dafür aber wenig Lob und Anerkennung gegeben werden. Menschen können sehr viel leisten und auf sich nehmen. Dies kann sogar befriedigend und erfüllend sein, wenn ausreichend Kraft vorhanden ist. Um ausreichend Kraft zu haben, muss der innere Energietank aber auch immer wieder aufgefüllt werden. Dies geschieht u. a. durch das erwähnte »Grundnahrungsmittel« Wertschätzung, Lob und Anerkennung.

Es gibt verschiedenste Gründe, warum es für viele depressive Menschen schwer ist, anderen Lob und Anerkennung auszusprechen. Zum einen haben sie selbst in ihrer Herkunftsfamilie Einstellungen wie »nicht geschimpft ist genug gelobt« erfahren. Sie erlebten andererseits auch oft, dass ihre Fehler sehr groß herausgestellt wurden und heftige Reaktionen, wie körperliche Bestrafungen oder verbale Entwürdigung, auslösten. Ihre Fähigkeiten und guten Seiten aber fanden nur wenig Beachtung. Um nicht das Gefühl zu haben, der einzige Mensch auf der Welt zu sein, der überwiegend Fehler macht, haben sie sich ihrer Umwelt gegenüber vielleicht auch ein sehr kritisches, nach Fehlern suchendes Beobachtungsmuster zu eigen gemacht.

In einer depressiven Phase ist zudem die Wahrnehmung positiver Erfahrungen beeinträchtigt. Es ist, als ob ein Filter über der Wahrnehmung liegt, durch den nur negative Erfahrungen hindurch dringen.

Beispiel

Martin leidet, vermutlich ausgelöst durch den Wintereinbruch und die trüben, sonnenscheinlosen Tage, wieder vermehrt unter Depressionen. Er geht trotzdem zur Arbeit, hat aber Mühe, den Alltag als Rettungssanitäter durchzustehen. Per WhatsApp lässt er seine Lebenspartnerin Manuela wissen, dass es ihm nicht gut geht. Manuela bemüht sich daraufhin, Martin ein schönes Abendessen vorzubereiten, und stellt sogar Kerzen auf den Tisch. Als Martin nach Hause kommt, sieht er eine nicht weggeräumte Kiste im Flur stehen, obwohl er noch am Morgen gesagt hatte, dass ihn die Unordnung im

Hauseingang stört. Sofort meldet sich in ihm das Gefühl, nicht ernst genommen zu werden, alles allein machen zu müssen, keine Unterstützung bei dem zu bekommen, was ihm wichtig ist. Er wird ärgerlich und laut. Den gedeckten Abendbrottisch und die Kerzen sieht er nicht. Für die Mühe von Manuela findet er kein Wort der Wertschätzung. Manuela ist enttäuscht und fühlt sich gegenüber den Stimmungsausbrüchen von Martin hilflos.

Es sind vor allem solche Erfahrungen der Nicht-Anerkennung ihrer Hilfsbereitschaft und Zuneigung, die für die Angehörigen das Zusammenleben belastend machen. Auch das schlimmste Leid, das Depressive ihren Angehörigen zufügen können, nämlich der Suizid, hat etwas damit zu tun, dass er indirekt eine Abwertung des Angehörigen darstellt. Viele Angehörige erleben eine solche Tat so, dass sie selbst und ihre Liebe abgewertet werden, dass der geliebte Mensch ihnen damit sagt: »Deine Liebe reicht nicht. Sie ist mir nicht wichtig.« Damit wird das in der Kindheit erfahrene Leid, erleben zu müssen, dass die Eltern niemals zufrieden waren, dass die größten Anstrengungen nicht ausreichten, um bei den Eltern Freude und Anerkennung zu bewirken, innerhalb der Familie an Partner und Kinder weitergegeben.

Die negative Wahrnehmung ist Teil der depressiven Symptomatik. Deshalb erfordert es Mühe, gegen sie anzugehen. Bei beiden Partnern gibt es also Gründe dafür, dass spontanes Lob nur selten über die Lippen kommt. Beide Partner brauchen aber immer wieder Lob und Anerkennung – denken wir an das Bild des Grundnahrungsmittels.

Ein wichtiger Schritt, um gegen die depressive Symptomatik vorzugehen, ist daher, sich bewusst einmal am Tag Zeit zu nehmen, um sich zu vergegenwärtigen, was mir am Verhalten des anderen gefallen hat. Vielleicht hat der andere an diesem Tag eine seiner guten Eigenschaften gezeigt. Dann ist es Zeit, ihm dies auch zu sagen.

Sollten Sie den Bereich »Lob und Anerkennung« in letzter Zeit vernachlässigt haben, kann Ihnen Übung 30 helfen. Sie dient dazu, sich gute Eigenschaften des Partners in Erinnerung zu rufen, und erleichtert das Aussprechen von Lob.

Übung 30 • Was ich an dir mag

Kreuzen Sie jeder für sich die Eigenschaften an, die Sie besonders am anderen schätzen. Wählen Sie drei aus, die für Sie besonders hervorragen. Überlegen Sie, in welchen Situationen Sie diese Eigenschaften besonders spüren. Sie können die Liste auch ergänzen, wenn eine für Sie wichtige Eigenschaft fehlt.

Du bist:

❐ einfühlsam	❐ zärtlich	❐ loyal
❐ tapfer	❐ warmherzig	❐ besonnen
❐ intelligent	❐ aufmerksam	❐ hilfsbereit
❐ sportlich	❐ engagiert	❐ tüchtig
❐ anmutig	❐ ehrlich	❐ offen
❐ witzig	❐ fürsorglich	❐ stark
❐ durchsetzungsfähig	❐ zuverlässig	❐ großzügig
❐ beschützend	❐ kreativ	❐ selbstlos
❐ schön	❐ sexy	❐ flexibel
❐ entspannt	❐ verständnisvoll	❐ liebevoll
❐ organisiert	❐ süß	❐ geistreich
❐ lustig	❐ sparsam	❐ treu
❐ ____________	❐ ____________	❐ ____________

Lesen Sie sich gegenseitig vor, welche drei Eigenschaften Sie angekreuzt haben. Wechseln Sie sich dabei ab, sodass zunächst einer von Ihnen die erste Eigenschaft nennt und erzählt, welche Situationen ihm in den Sinn kommen, wenn er an diese Eigenschaft denkt. Lassen Sie sich ein wenig Zeit, um das Gesagte wirken zu lassen. Dann fahren Sie fort, indem der andere seine erste Eigenschaft und die entsprechenden Situationen nennt. Dann geht es in derselben Weise mit der zweiten und dritten Eigenschaft weiter.

6.2.3 Zärtlichkeit und Sexualität

Lustlosigkeit. Die allgemeine Lustlosigkeit und Antriebslosigkeit, die Symptome der Depression sind, wirken sich natürlich auch auf Ihre Sexualität aus. Sehr viele Frauen und Männer verlieren in einer depressiven Phase jegliches Interesse und jeglichen »Appetit« auf sexuelle Aktivität. Auch erotische Bilder oder Fantasien finden keine Aufmerksamkeit mehr. Und es fehlt oft auch einfach die Energie für jede Art von körperlicher Aktivität.

Zweifel an eigener Attraktivität. Bei anderen führt das geringe Selbstwertgefühl dazu, dass sie sich nicht mehr attraktiv und sexuell begehrenswert fühlen, und sich nicht mehr trauen, auf den anderen zuzugehen. Dies ist vor allem bei Frauen der Fall, die anfälliger dafür sind, körperliche Veränderungen sehr kritisch zu beäugen. Die körperlichen Veränderungen durch Schwangerschaft und Geburt oder altersbedingte Hautveränderungen können dazu führen, eine Scheu vor der eigenen Nacktheit zu entwickeln, obwohl der Partner versichert, dies mache ihm nichts aus. Hinzukommt, dass eine Gewichtszunahme eine häufige Nebenwirkung von antidepressiven Tabletten ist. Vielleicht gibt es bei Ihnen solche Körperveränderungen, die dann zu großer Selbstunsicherheit führen.

Versagensängste. Für Männer wirkt sich der depressionsbedingte Zweifel am Selbstwert dagegen häufiger in Richtung auf eine Störung der Erektion aus. Erektionsstörungen können eine Nebenwirkung von antidepressiven Medikamenten sein. Naheliegend ist in einer Depression auch, dass Selbstzweifel das Zutrauen in die eigene Stärke untergraben. Versagensängste, die wiederum das Versagen erst hervorrufen, lassen einen Teufelskreis entstehen, aus dem man nur schwer ausbrechen kann. Sollte dies bei Ihnen der Fall sein, kann es hilfreich sein, in dieser Zeit nicht unbedingt einen vollständigen Geschlechtsverkehr zu erwarten, sondern sich gemeinsam auf andere körperlich wohltuende Formen des Beisammenseins zu verlegen.

Widerwillen und Ekel. Neben Unlust, Antriebslosigkeit und Desinteresse gibt es auch Menschen, die sogar einen starken Widerwillen gegen Sexualität entwickeln. Sie vermeiden alles, was an Sexualität erinnern könnte. Dies könnte für Sie zutreffen, wenn Sie im Bereich der Sexualität traumatische Erfahrungen gemacht haben. Traumatische Erfahrungen in diesem Bereich können eine Ursache für die Depression sein. Vielleicht haben Sie beim Geschlechtsakt Schmerzen, ohne dass sich eine körperliche Ursache dafür finden ließe. Da die Erinnerung an traumatische Ereignisse oft jahrelang ganz oder weitgehend verdrängt wird, sind diese Schwierigkeiten am Anfang einer Partnerschaft möglicherweise nicht sichtbar. Erst wenn eine Depression entstanden ist und eine Therapie die verdrängten Erlebnisse ins Bewusstsein holt, kann die Sexualität durch starke Hemmungen belastet werden, oder die Hemmschwelle, die vorher schon bestanden hatte, wird erklärlicher.

Missbrauch setzt immer ein Machtgefälle voraus, in dem ein Stärkerer einem Schwachen seinen Willen aufzwingt oder ihn manipuliert, seinen Willen zu tun. Es ist daher auf jeden Fall wichtig, dass Sie als ein ehemaliges Opfer später und besonders in Ihrer heutigen Partnerschaft jederzeit das Gefühl haben, ein aktiver Part zu sein, der die Initiative und vor allem die Kontrolle beim sexuellen Geschehen hat. Entscheidend ist es, dass Sie selbst ein Gespür dafür haben, was Ihnen guttut, und dass Sie dieses äußern können. Als Kind wurde Ihnen das nicht erlaubt. Ein einfühlsamer Partner wird dies aber berücksichtigen.

Es kann viele Gründe dafür geben, keinen Sex zu wollen. Für Ihre Partnerin kann es hilfreich sein, den Grund dafür zu wissen. Die Selbstreflexion in Übung 31 kann eine Hilfe sein, sich selbst und den anderen in seinem sexuellen Verhalten besser zu verstehen.

Übung 31 • Wenn die Lust verschwunden ist

Überlegen Sie sich zunächst für sich, welche der folgenden Aussagen für Sie zutreffend sind, und erzählen Sie es dem Partner/der Partnerin:

	Ja	Nein
Ich habe das Interesse an Sexualität verloren. Mir fehlen die Lust und Energie.		
Der Gedanke an Sexualität bereitet mir Angst oder Ekel.		
Ich fühle mich nicht mehr attraktiv oder stark.		
Ich habe Angst, von dir abgelehnt zu werden.		
Ich fühle mich in unserer Beziehung nicht wohl.		

Wenn die ersten beiden Punkte zutreffen, sprechen Sie mit Ihrem Therapeuten bzw. Ihrer Therapeutin darüber, die Therapie kann diesbezüglich sehr wirksam sein. Die anderen drei Punkte können Sie miteinander besprechen und dadurch in einem anderen Licht sehen und verändern.

Erhöhtes sexuelles Verlangen. Vielleicht gehören Sie aber auch zu der Minderheit, die während der Depression ein erhöhtes Verlangen nach körperlicher Nähe und Intimität hat. Dies ist auch verständlich, wenn man bedenkt, dass Sexualität zu einem tiefen Gefühl der Verbundenheit und Geborgenheit führen kann und damit etwas zutiefst Tröstliches und Entspannendes haben kann. Ebenso kann Sexualität ein Gefühl von Lebendigkeit und spielerischer Kraft und Lebensbejahung erzeugen. Sexualität hat also viele positive Wirkungen, die sich prinzipiell gegen die Depression nutzbar machen ließen. In diesem Fall kann die Sexualität eine Kraftquelle für beide Partner sein, die harte Zeit der Erkrankung durchzustehen.

Nicht alle Partnerinnen verspüren aber ein gleich großes Verlangen nach körperlicher Nähe. Es kann für Sie schmerzhaft sein, wenn sich die Partnerin nicht so häufig auf Zärtlichkeiten einlassen kann, wie von Ihnen gewünscht. Gerade depressive Partner reagieren auf solche Enttäuschungen sehr gereizt und teilweise auch aggressiv, weil ein starker innerer Druck auf ihnen lastet. Aber Sexualität ist nicht einfach ein »Medikament«, das bei Bedarf verfügbar ist, sondern muss immer ein freies Geschenk bleiben.

Mehrheitlich wird sich eine Depression jedoch eher so auswirken, dass die praktizierte Sexualität sich abschwächt oder ganz zum Erliegen kommt. Es ist wichtig, dass Sie dies als Begleiterscheinung der Depression verstehen. Sonst entstehen leicht Verletzungen dadurch, dass Sie sich als Partner zurückgewiesen fühlen. Wenn dann die Depressivität nachlässt und wieder Lust auf Intimität entsteht, sind Sie vielleicht so verunsichert, ob Sie noch gewollt sind, dass hier erst wieder ein deutliches Signal notwendig ist. Die hohe Kunst, in der Sexualität zu einem Rhythmus zu kommen, der Ihnen beiden angenehm ist, muss dann erst wieder neu entwickelt werden.

Gemeinsamkeit suchen. Ob und wann es wieder Möglichkeiten gibt, Sexualität in vollem Umfang zu praktizieren, hängt sicherlich meistens von den Fortschritten in der Einzeltherapie der depressiven Person ab. Das muss aber nicht bedeuten, dass jede Form der körperlichen Nähe und des körperlichen Genusses für eine längere Zeit ganz aus Ihrem Leben verschwindet. Wie in vielen anderen Bereichen geht es auch hier darum, sich dieser Seite des Lebens bewusst zuzuwenden und auszuloten und auszuschöpfen, was möglich ist.

Genießen. Um den Körper als eine wichtige Ressource auf dem Weg zur Heilung mit einzubeziehen, wurde von Eva Koppenhöfer (2004) die »Kleine Schule des Genießens« entwickelt. Es geht darum, die einzelnen Sinne – Sehen, Hören, Schmecken, Riechen und Fühlen – bewusst in den Blick zu nehmen, um in ganz kleinen Schritten zu entdecken, welche angenehmen Erfahrungen die Sinne bieten können. Bei einer schweren Depression wird dies zunächst eine Aufgabe für die erkrankte Person selbst sein, sich unter Anleitung wieder den Sinnen zu öffnen.

Wenn Sie aber nicht sehr schwer depressiv sind, lässt sich der Grundgedanke, die einzelnen Sinne daraufhin anzuschauen, welche Glückserfahrungen sie ermöglichen, auch auf die Partnerschaft übertragen. Sexualität wird nicht umsonst auch »Sinneslust« genannt. Sich dafür zu öffnen, die Sinne daraufhin zu betrachten, welche schönen Momente sie vermitteln können, kann ein kleiner Einstieg auch in ein partnerschaftliches körperliches Glückserleben sein.

Vielleicht gibt es einen Sinn, der für Sie besonders wichtig ist, und einen anderen, der ganz unwichtig ist. Manche Menschen sind eher für visuelle Anreize offen, andere mehr für auditive. Oder haben Sie vielleicht eine empfindsame Nase? Schauen Sie in Übung 32, was Ihnen entgegenkommt.

Übung 32 • Sinneslust

Gehen Sie die folgenden Impulse jeder für sich einmal durch und beantworten Sie die Fragen. Anschließend tauschen Sie sich darüber aus. Vielleicht bekommen Sie »Lust«, die eine oder andere Sinnenfreude füreinander oder gemeinsam in Ihren Alltag zu holen.

(1) Was gefällt meinen Augen?

- Schaue ich gern die Natur an oder mag ich Kunst?
- Wie muss mein Zimmer/meine Wohnung gestaltet sein, damit ich sie gern ansehe?
- Gibt es Blumen, die ich besonders gern mag? Als Schnittblumen in der Vase oder gepflanzt auf dem Balkon?
- Liebe ich Kerzenschein? Wann und wo würden mir Kerzen am meisten gefallen? Am Kamin, auf dem Esstisch, am Badewannenrand?
- Wie gefalle ich mir im Spiegel? Geschminkt oder ungeschminkt? Habe ich eine Lieblingsfarbe beim Lippenstift, beim Augen-Make-Up? Frisch rasiert

oder mit Dreitagebart? Was gefällt meinem Partner/ meiner Partnerin?
- In welchem Kleidungsstück sehe ich in meinen Augen am besten aus? In welchem gefällt mir mein Partner/ meine Partnerin am besten?

(2) Was gefällt meinen Ohren?
- Welcher Musikstil gefällt mir am besten?
- Welchen Musiker/welche Band höre ich gern?
- Haben wir eine gemeinsame »Kuschelmusik« oder auch Tanzmusik? Wann wäre eine gute Zeit, sie sich gemeinsam anzuhören?

(3) Was gefällt meiner Nase?
- Welches Duschgel, welche Hautcreme, welches Parfüm mag ich am liebsten?
- Was rieche ich gern an meinem Partner, an meiner Partnerin?

(4) Was gefällt meiner Haut?
- Welches Material mag ich gern an meiner Haut – weiche Wolle, kühle Seide, flauschiger Samt?
- Wie mag ich das Wasser beim Duschen? Warm oder kalt, als harten Strahl oder wie ein sanfter Regen?
- Welche Stellen meiner Haut möchten besonders gern berührt werden?
- Wo soll die Berührung ganz sanft sein, wo intensiver, wo möchte ich gar nicht berührt werden?

Wenn es Ihnen sehr schwerfällt, die Berührung eines anderen zuzulassen, oder wenn Sie sich einfach mal selbst spüren möchten, können Sie die folgende kleine Übung 33 für sich selbst machen. Sie wurde in ähnlicher Form von der Traumatherapeutin Luise Reddemann eingesetzt, um Menschen, die durch traumatische Erfahrungen in ihrer Körpererfahrung blockiert waren, Zugang zu einem positiven Erleben des Körpers zu eröffnen. Achten Sie darauf, ob Sie sich wohlfühlen, brechen Sie die Übung ab, wenn sie sich für Sie unangenehm anfühlt. Sie sollten nicht versuchen, irgendetwas zu erzwingen.

Übung 33 • Sich selbst liebevoll berühren

Lassen Sie eine ruhige Musik laufen, legen Sie sich auf eine angenehme Unterlage. Lesen Sie sich den folgenden Text durch, lassen Sie ihn auf sich wirken und gehen Sie dann die einzelnen Stationen durch.

Wenn Sie mögen, lassen Sie sich von Ihrem Partner/Ihrer Partnerin den Text vorlesen. Anschließend können Sie sich abwechseln. Tauschen Sie sich anschließend über Ihre Erfahrungen aus.

Ich liege auf den Rücken. Mein Körper spürt den Boden unter mir, der mein Gewicht trägt. Ich schließe die Augen.

Ich lege die mittleren drei Finger auf meine geschlossenen Augen und spüre, wie sie warm werden. Wenn sie sich gut anfühlen, wandere ich mit den Fingern zu meinen Augenbrauen. Ich streiche von der Nasenwurzel über die Augenbrauen nach außen und spüre, ob die Augenbrauen ganz sanft berührt werden wollen oder ob sie mit einem kräftigen Druck ausgestrichen werden wollen.

Dann wandern die Finger die Mitte der Stirn bis zum Haaransatz hoch. Wieder streichen die Finger sanft oder mit Druck nach außen, ganz so, wie meine Stirn es braucht.

Dann umrunden die Finger die Augen und ruhen auf den Wangenknochen. Dann streichen sie die Wangenknochen nach außen aus.

So wandern die Finger weiter zum Kinn und streichen den Unterkiefer entlang in Richtung der Ohren.

Meine Finger wandern am Hals hinab zur Vorderseite des Oberkörpers. Meine Hände begegnen sich.

Sie wandern die Arme hinauf. Ich nehme mich in die Arme.

Meine Hände wandern weiter über den Körper, soweit sie mögen …

Dann kehren die Finger zurück zu den geschlossenen Augen und ruhen sich dort noch eine Weile aus.

Haben Sie die Übung gemeinsam durchgeführt, tauschen Sie sich aus:

Was haben Sie während der Übung empfunden? Welche Stellen des Körpers ließen sich besonders gern berühren? Welche nicht gern? Waren die Wechsel zwischen den Körperregionen angemessen oder zu langsam oder zu schnell? Hätten Sie gern eine Pause gehabt?

Haben Sie sie alleine für sich durchgeführt, spüren Sie noch einmal nach, welche Stellen sich besonders gern berühren ließen. Sie können diesen Stellen bei einer Wiederholung der Übung vielleicht noch mehr Zeit widmen.

6.2.4 Gemeinsame Aktivitäten

Gewohntes verändern müssen. Gemeinsam Zeit verbringen, etwas Schönes erleben, Interessantes erfahren, Erholsames tun, kann eine starke Verbindung zwischen Ihnen schaffen. In einer depressiven Phase fällt leider vieles davon weg. Eine Depression ist oft mit dem Wunsch nach Rückzug aus der Gesellschaft anderer Menschen verbunden. Der Besuch z. B. von Familienfeiern, Volksfesten oder Festivals wird von depressiven Menschen als sehr anstrengend und belastend erlebt.

Beispiel

Mario und Lukas hatten sich am Rande eines Karnevalumzugs kennengelernt. Es war ihr jährliches Paarritual, immer wieder diesen Karnevalsumzug zu besuchen. Deshalb lässt sich Mario auch in diesem Jahr überreden, trotz seiner Depression gemeinsam zum Umzug zu gehen. Dort inmitten der feiernden Menge und der lauten Musik überwältigt ihn jedoch ein so tiefes Gefühl der Fremdheit und des Abgeschnittenseins von allen anderen Menschen, dass er gehen muss. Er braucht Tage, um sich wieder zu erholen. Das gemeinsame frohe Erlebnis, das in anderen Zeiten das Paar eng verbunden hätte, wurde für beide zum Misserfolg.

Das Beispiel zeigt, dass Sie nicht einfach an früheren guten Erfahrungen anknüpfen können. Die Anwesenheit vieler Menschen stellt in einer depressiven Phase oft eine Reizüberflutung dar.

Außerdem können in einer depressiven Phase alle Formen von körperlicher Aktivität sehr anstrengend werden. Dies fängt schon mit dem morgendlichen Aufstehen aus dem Bett an. Sportliche Bewegung verliert ihren Reiz, fällt sogar oft sehr schwer. »Ich fühle mich steif und unbeweglich«, sagte eine Frau, die früher mit ihrem Mann gern ausging, um Discofox zu tanzen.

Weil gemeinsame Aktivitäten aber insgesamt wichtig sind für den Zusammenhalt eines Paares, gilt es für Sie, sich trotz dieser Schwierigkeiten Mühe zu geben, gemeinsame schöne Aktivitäten zu finden. Es wird dabei nicht möglich sein, weiterzumachen wie zuvor. Es gilt jetzt, neue Formen von gemeinsamen Erlebnissen zu finden, die für beide gut machbar sind. In Übung 34 am Ende dieses Abschnitts finden Sie eine kleine Ideensammlung.

Anstöße geben. Es ist in Ordnung, wenn die nicht-depressive Partnerin häufiger die Rolle derjenigen übernimmt, die den Anstoß für eine konkrete Aktivität gibt, z. B. indem sie vorschlägt, eine Runde spazieren zu gehen. Wenn der Depressive bei dem Vorschlag nicht unmittelbar ein sehr starkes Gefühl von Überforderung hat, sollte er darauf eingehen, auch wenn er spontan keine Lust hat. Körperliche Aktivität kann sehr wirksam gegen Depressivität sein. Oft entsteht die Freude an einer Aktivität erst, wenn man sich überwunden hat, die ersten Schritte zu tun. Außerdem bleibt er dadurch für die andere ein Partner, der ihr mit seiner Begleitung auch etwas zu geben hat.

Überforderung vermeiden. Manchmal lassen sich depressive Partner aber auch auf Vorschläge ein, weil sie der Familientradition entsprechen und sie andere nicht enttäuschen wollen, obwohl diese Aktivitäten für ihre eigene Situation nicht angemessen sind. Relativ häufig ist das bei Urlaubsplanungen der Fall. Weil Urlaube im Allgemeinen der Erholung dienen, ist es für viele nicht einsehbar, dass ein Urlaub auch Stress bedeuten kann.

Beispiel

Eine Familie fuhr seit Jahren in den Sommerferien mit dem Auto in die Toskana an einen besonders schönen Strand. Wegen der langen Autofahrt wurde regelmäßig eine Zwischenübernachtung in Österreich mit eingeplant. Die Kinder freuten sich schon, in der Ferienanlage die Kinder anderer Familien zu treffen, die traditionell am gleichen Ort Ferien machten. Trotz großer Ängste ließ sich Jan, der erst vor kurzem aus einer stationären Behandlung entlassen worden war, auf diese Planung ein, da dieser Urlaub immer für die ganze Familie ein großartiges Erlebnis gewesen war. Schon bei der Zwischenübernachtung in Österreich erlitt er diesmal aber den ersten Panikanfall. Während der ganzen weiteren zwei Wochen reagierte er sehr gereizt, wenn es in der Familie einmal lauter wurde, z. B. weil die Kinder stritten, aber auch wenn beim abendlichen Grillen viel gelacht wurde. Die Stimmung blieb angespannt. Sehr erschöpft kehrte die Familie nach Hause zurück.

Um solche Enttäuschungen zu vermeiden, ist es gut, sich von vorneherein klarzumachen, dass Urlaub für einen depressiven Menschen Stress bedeuten kann. Allein das Verlassen der vertrauten Umgebung stellt oft eine Herausforderung dar, weil das Zuhause im günstigen Fall mit dem Gefühl der Sicherheit verbunden ist, eine fremde Umgebung aber mit dem Gefühl der Unsicherheit. Auch für die Risiken der Anreise, z. B. der Autofahrt oder des Fliegens, besteht eine erhöhte Sensibilität. Das Zusammenleben der Familie auf einem im Vergleich zur eigenen Wohnung meist deutlich verengten Raum schafft neue Reibungspunkte. Ein Rückzugsort, um sich von den äußeren Reizen abzuschirmen, fehlt. Die Eltern sind möglicherweise mit der Betreuung der Kinder stärker gefordert als zuhause, sodass die »Erziehungsarbeit« sogar mehr Kraft fordert. Außerdem gibt es in vielen Familien die Erwartung, dass wenigstens im Urlaub die Erziehungs- und Haushaltspflichten gleichberechtigt verteilt sein sollten. Ein depressiver Partner kann das aber oft gar nicht leisten.

Für die Urlaubsplanung ist es deshalb wichtig darauf zu achten, dass die Anreise nicht zu anstrengend ist und dass es am Urlaubsort zunächst eine Phase von geringer Aktivität gibt, um an dem neuen Ort richtig ankommen zu können. Erziehungs- und Haushaltspflichten sollten möglichst reduziert sein. Wenn es finanziell möglich ist, nehmen Sie entsprechende Dienstleistungen in Anspruch. Vor allem aber ist es wichtig, dass es für den erkrankten Partner die Möglichkeit gibt, sich aus dem Geschehen zurückzuziehen, wenn ihm die Umgebung zu laut und zu anstrengend wird.

Realistische Erwartungen entwickeln. Grundlegend sowohl für die Aktivitäten zuhause als auch im Urlaub ist es, realistische Erwartungen zu entwickeln. Auch geliebte Traditionen, wie z. B. im Karneval oder im Urlaub, müssen in Frage gestellt werden, auch wenn das schmerzlich sein kann. Statt resigniert auf das zu Starren, was jetzt vielleicht im Moment alles nicht mehr geht, ist es erforderlich, sich auf den Weg zu machen, um nach neuen angemessenen Formen des gemeinsamen Erlebens zu suchen. Beispielsweise gemeinsam ins Kino zu gehen, ein Wochenende in einem Hotel in der Nähe mit Kinderbetreuung, ein gemeinsamer Spieleabend, ein Spaziergang können sehr verbindende Erfahrungen vermitteln.

Suchen Sie gemeinsam wenigstens eine Aktivität, die Sie wöchentlich machen könnten, und eine weitere Aktivität, die Sie monatlich machen könnten, aus und legen Sie einen Termin dafür fest. Das schließt nicht aus, dass Sie weitere zusätzliche spontane Aktivitäten finden, aber ein Termin soll verhindern, dass gar nichts Gemeinsames stattfindet. Diesen Termin als eine Verpflichtung zur Erhaltung der Partnerschaft anzusehen, hilft, in der konkreten Situation innere Widerstände zu überwinden.

Gehen Sie die Liste in Übung 34 zunächst allein durch und vergleichen Sie dann, ob Sie Gemeinsamkeiten finden.

Übung 34 • Was ich mit dir gemeinsam erleben möchte

Kreuzen Sie an, was Sie gemeinsam mit dem anderen erleben möchten, und vergleichen Sie. Ergänzen Sie selbst Aktivitäten, die nicht in der Liste enthalten sind. Wählen Sie gemeinsam wenigstens zwei Aktivitäten aus und legen Sie einen Termin fest.

- ❒ spazieren gehen
- ❒ einen schönen Platz in der Natur besuchen
- ❒ Laufen
- ❒ eine Fahrradtour machen
- ❒ in einen Chor gehen/gemeinsam singen
- ❒ gemeinsam am Kamin/auf dem Sofa sitzen
- ❒ gemeinsam kochen/backen
- ❒ Musik hören/Musik machen
- ❒ sich aus einem Buch oder der Zeitung vorlesen
- ❒ ein Spiel spielen
- ❒ ein Konzert besuchen
- ❒ auf einen Flohmarkt gehen
- ❒ einen Film anschauen
- ❒ zu Familienfeiern gehen
- ❒ Tiere beobachten/sich mit Tieren beschäftigen
- ❒ eine Ausstellung besuchen
- ❒ neue Kleidung einkaufen
- ❒ den Hund ausführen
- ❒ gemeinsam beten/einen Gottesdienst besuchen
- ❒ etwas im Haus/Garten gestalten
- ❒ ein Fotoalbum zusammenstellen

❐ ein Schwimmbad/eine Therme besuchen	❐ ____________	❐ ____________
❐ Freunde besuchen	❐ ____________	❐ ____________

6.2.5 Hilfsbereitschaft

Ein wichtiger Bestandteil einer guten Partnerschaft ist es, füreinander da zu sein, die Bedürfnisse des anderen im Blick zu haben, etwas dazu beizutragen, dass es ihm gut geht. Dabei geht es auch um handfeste Tätigkeiten im Alltag, die einer für den anderen übernimmt. Essen kochen, Wäsche waschen, Rasenmähen, Hunde ausführen, Steuererklärungen ausfüllen, Reifenwechsel erledigen sind einige dieser Tätigkeiten, für die es wahrscheinlich auch in Ihrer Partnerschaft eine feste Arbeitsteilung gibt, von der im günstigen Fall beide Seiten profitieren. Viele Menschen merken erst nach einer Trennung, wie sehr der andere das eigene Leben erleichtert hat und wie schwer es ist, für alles allein zuständig zu sein.

Die alte Arbeitsteilung hinterfragen. In einer Depression wird die bewährte Arbeitsteilung oft in Frage gestellt – und dies ist auch nötig, um einen für beide gangbaren Weg durch die Krankheit zu finden. Während einer Phase der sehr schweren Erkrankung werden dem Partner die Aufgaben des anderen zusätzlich zufallen. Hier ist ein deutliches Herunterschrauben der Ansprüche an den Haushalt notwendig, um nicht in eine Situation der Erschöpfung zu geraten.

Wenn sich bei Ihnen die Depression aber bereits wieder abschwächt, bieten Haus und Garten für Sie vielleicht ein gutes – möglicherweise neues – Betätigungsfeld, um die eigene Leistungsfähigkeit wieder zu erproben. Außerdem sind es Tätigkeiten, die anderen Nutzen bringen und damit auch als sinnvoll erlebt werden. Gerade so lange eine Berufsausübung noch nicht wieder möglich ist, oder wenn die Krankheit ein dauerhaftes Ausscheiden aus dem Berufsleben erzwingt, ist es wichtig zu erleben, dass die eigenen Fähigkeiten nicht völlig verloren sind und noch gebraucht werden.

Selbstvertrauen durch neue Aufgaben. Im Zuge der durch die Depression notwendigen Umverteilung von Aufgaben werden vielleicht beide Partner andere als die gewohnten Aufgaben übernehmen. Besonders wenn die gesunde Partnerin anerkennt, dass die vom Betroffenen ausgeführten Tätigkeiten ihr das Leben erleichtern, kann die Erledigung dieser Aufgaben ein bedeutender Schritt zu mehr Selbstvertrauen und Zuversicht für diesen sein. Dies können kleinere und vorübergehende Neuverteilungen von Arbeit sein, z. B. wenn bei einem jüngeren berufstätigen Paar mit kleinen Kindern der Alltag sehr stark durchgetaktet war, ist es vielleicht möglich, dass der erkrankte Elternteil es schafft, zuverlässig von jetzt an allein das Bringen und Abholen der Kinder zur Kita zu organisieren. Es stärkt sicherlich das Selbstvertrauen, wenn die Partnerin dann deutlich macht, dass es für sie das Leben erleichtert, nach Feierabend direkt nach Hause fahren zu können und nicht den Umweg über die Kita machen zu müssen.

Wenn sogar langfristig eine Verringerung der Arbeitszeit notwendig ist, bietet dies manchmal sogar die Chance zur Verwirklichung lange zurückgestellter Träume, wie z. B. der Anschaffung eines Haustiers, weil der erkrankte Partner jetzt die Versorgung des Tiers gewährleisten kann, und die gesunde Partnerin sich an dem neuen Hausgenossen freut. Das durch die Erkrankung ausgelöste Ungleichgewicht von Geben und Nehmen zwischen Ihnen beiden kann durch solche neuen Aufgaben verringert werden. Die ungute Rollenfestlegung in einen »starken« und einen »schwachen« Partner wird dadurch ein Stück weit aufgelöst.

Nicht immer fällt es der gesunden Partnerin jedoch leicht, dem anderen Aufgaben, wie z. B. Kinderbetreuung, zu überlassen. Auch sie möchte nützlich sein. Sie möchte dem Kranken helfen. Sie sieht die Mühe, die es dem anderen bereitet, bestimmte Aufgaben zu übernehmen und möchte ihm diese Last abnehmen. Doch ist es keine Hilfe, nur im Bett liegen zu dürfen und keine Aufgaben zu haben. Diese Art von Hilfsbereitschaft geht also in die falsche Richtung. Besser ist eine Hilfsbereitschaft, die dem Erkrankten ermöglicht, mit den eigenen eingeschränkten Kräften dennoch erfolgreich kleine Aufgaben zu meistern. Dies können auch kleine begrenzte Projekte sein, wie z. B. die Vorbereitung eines Fests.

Beispiel

Yasmine ist für längere Zeit krankgeschrieben und setzt sich in ihrer Therapie sehr intensiv mit ihrer Kindheit auseinander, in der sie oft für kleine Fehler hart kritisiert wurde. Sie hat deshalb einen sehr perfektionistischen Anspruch an sich selbst entwickelt, der auch ihren heutigen Alltag bestimmt. So möchte sie ihrem Mann Murat für seinen 40. Geburtstag eine besonders schöne Feier ausrichten. Seit langem hat sie sich eine Menüfolge überlegt und Einkaufslisten erstellt. Je näher der Tag heranrückt, desto unruhiger und nervöser wird sie. Ihr Mann möchte ihr diese Last abnehmen und schlägt vor, stattdessen in ein Restaurant zu gehen. Anstatt erleichtert zu sein, ist Yasmine aber gekränkt. Sie sieht ihre Mühe entwertet. Schließlich gelingt es den beiden, einen Kompromiss zu finden. Yasmine schafft es mithilfe ihrer Therapeutin, ein wenig von ihren hohen Ansprüchen loszulassen und sich realistische Ziele für ihren Arbeitsaufwand zu setzen. Murat erkennt, dass er seiner Frau die Chance geben muss, etwas für ihn tun zu können, da sie dadurch ihre Liebe zu ihm zeigen möchte. Schließlich lassen sie sich das Festessen von einem Restaurant nach Hause liefern. Yasmine übernimmt die Dekoration und das Dessert.

Viele Paare haben, nachdem die Erkrankung eine neue Aufgabenverteilung erzwungen hat, kreative Wege gefunden, um die Situation für beide möglichst vorteilhaft zu gestalten. Günstig ist es oft, wenn der depressive Partner Interesse und Freude an den Tätigkeiten in Haus und Garten entwickeln kann. Anders als im Berufsleben lösen hier keine feststehenden Termine Druck und Stress aus. Im günstigsten Fall wird das Leben von beiden Partnern entschleunigt, auch wenn auf der anderen Seite finanzielle Einbußen entstehen.

Kreative Ideen entwickeln. Ein Paar, bei dem der Mann chronisch depressiv und früh verrentet war, entwickelte stets im Winter ein Projekt für den Garten, das dann irgendwann im Laufe des kommenden Sommers umgesetzt wurde, z. B. eine Gartenhütte, ein Teich oder das Verlegen von Platten für einen Weg. Beide freuten sich daran, dass ihr Garten immer schöner wurde. Auf Urlaube verzichteten sie bewusst, damit die Ersparnisse des jeweiligen Jahres in das Gartenprojekt fließen konnten.

Ein anderes Paar, bei dem der Mann mehrere Monate krankgeschrieben war, nutzte diese Zeit, um mit einer Umstellung der Ernährung auf vegane Kost zu experimentieren. Beide waren ökologisch sehr interessiert, hatten aber im Berufsalltag und mit kleinem Kind bisher keine Zeit gefunden, sich stärker mit der Ernährung zu befassen. Der Mann verbrachte viel Zeit damit, Rezepte zu sichten, ökologische Einkaufsmöglichkeiten in der Umgebung zu erkunden und schließlich das Essen zuzubereiten. Dass sie beide die gleichen Wertvorstellungen von einem nachhaltigen Lebensstil hatten, verband sie auch in dieser schwierigen Zeit. Viele dieser Ideen blieben fester Bestandteil des Alltags, auch nachdem der Mann wieder in seinen Beruf zurückgekehrt war.

Es müssen aber nicht unbedingt ganze Aufgabenbereiche oder größere Projekte sein, die es ermöglichen, füreinander da zu sein. Auch die ganz kleinen Aufmerksamkeiten im Alltag können das Gefühl vermitteln, da ist jemand da, der an mich denkt, der meine Wünsche sieht. Und auch: Da ist jemand da, der sich über das freut, was ich für ihn tue.

Bei einer sehr schweren Depression bleibt tatsächlich kein Raum selbst für kleine Aufmerksamkeiten für den anderen. Ansonsten ist dies aber durchaus möglich. Überlegen Sie, wofür Ihre

Kräfte reichen könnten. Die Übung 35 (nach Bodenmann, 2004) hilft nicht nur dabei, füreinander etwas Schönes zu tun. Sie hilft auch bewusst wahrzunehmen, was ich vom anderen bekomme und dafür Anerkennung zu geben.

Übung 35 • Womit ich dir eine Freude machen kann

Womit könnten Sie Ihrem Partner bzw. Ihrer Partnerin eine Freude bereiten? Diese Frage gilt auch für den nicht-depressiven Partner, denn nicht immer treffen unsere Vorstellungen, was für den anderen schön wäre, tatsächlich seine Wünsche.

Daher macht es Sinn, diese Vorstellung zu notieren und dann den anderen zu fragen, ob die eigene Einschätzung richtig war. Es müssen nicht unbedingt neue Verhaltensweisen sein. Sie können auch etwas benennen, was Sie schon praktizieren.

Die Übung besteht aus zwei Teilen: (1) Überlegen, womit man eine Freude bereiten könnte, (2) diese Geste des Partners annehmen.

(1) Ich überlege, womit ich dir eine Freude machen kann.
Mit welchen kleinen alltäglichen Handlungen kann ich meiner Partnerin eine Freude bereiten? (z.B. den Frühstückstisch decken, dich in den Arm nehmen, wenn du nach Hause kommst …)

....

....

....

Mit welchen kleinen Mitbringseln oder Geschenken kann ich meinem Partner eine Freude bereiten? (z.B. beim Einkaufen an deine Vorlieben denken, deine Lieblingszeitschrift besorgen)

....

....

....

Mit welchen größeren Aktionen oder Projekten kann ich meiner Partnerin eine Freude bereiten?

....

....

....

Tauschen Sie sich aus, ob Sie die richtigen Ideen haben.

(2) Ich nehme wahr, dass du mir eine Freude machen wolltest. Achten Sie in den nächsten 14 Tagen besonders darauf, ob Sie bei Ihrem Partner eine der genannten Verhaltensweisen bemerken. Sagen Sie dann, dass Sie es bemerken und schön finden.

Wenn Ihr Partner Ihr freundliches Verhalten übersieht, machen Sie ihn darauf aufmerksam.

Machen Sie ein Spiel daraus: Wer »erwischt« den anderen am häufigsten und sagt es, wenn er etwas Schönes für Sie macht?

6.2.6 Sich gegenseitig Freiraum lassen

Eine gute, feste Partnerschaft ermöglicht beiden Partnern ein Wechselspiel zwischen Phasen der Verbundenheit und Phasen der Distanz. Einerseits bildet ein Paar eine Einheit, aber dennoch bleiben beide Partner eigenständige Menschen mit eigenen Wünschen und Bedürfnissen. Eine Depression kann das Gleichgewicht zwischen Nähe und Distanz in mehrerlei Hinsicht stören. Es kann zu viel Distanz geben, bei der die Partner nur noch nebeneinander her leben. Die vorherigen Abschnitte in Kapitel 6 beschäftigten sich damit, wie trotz der unterschiedlichen Lebenslagen eine Verbundenheit erhalten bleiben und Distanz überwunden werden kann.

Die Gefahr zu großer Nähe. Im Rahmen depressiver Erkrankungen kann es neben zu großer Distanz auch zu große Nähe bzw. fehlende Distanz geben. Auch dies kann Ihnen beiden, Ihrer Beziehung, Schaden zufügen. Untersuchungen zufolge ist das der Fall, wenn der gesunde Partner im Laufe der Zeit ebenfalls beginnt, an depressiven Verstimmungen zu leiden. Dies kommt häufig vor. Wenn aber beide stürzen, kann der eine der anderen nicht mehr helfen aufzustehen. Zudem leidet nun auch der Partner in beträchtlichem Ausmaß.

Wie kann so eine Lage verhindert werden? Die Lösung liegt meistens darin, dass der gesunde Partner sich Aktivitäten sucht, die außerhalb der Beziehung liegen und ihm guttun. Dies gehört zur gesunden Selbstfürsorge. Dafür ist oft eine bewusste Entscheidung nötig.

Beispiel

Sebastian war nach Feierabend immer direkt nach Hause zurückgekehrt, weil er wusste, dass es seiner Frau Eva wegen ihrer Depression schwerfiel, den Haushalt und die Betreuung ihrer noch kleinen Kinder zu bewältigen. Nach einer Weile spürte er aber, dass seine Energie nachließ, und er immer gereizter wurde. Dies änderte sich, als er seinen ursprünglichen Lebensstil wieder aufnahm, nach Feierabend erst einmal eine Runde joggen zu gehen. Eva fiel es am Anfang sehr schwer, diese Änderung ihres gemeinsamen Tagesablaufs zu akzeptieren, da sie immer ganz dringend darauf wartete, dass ihr Mann nach Hause zurückkam. Schließlich fanden sie den

Kompromiss, dass Sebastian jeden zweiten Tag seine Laufrunden absolvierte.

Wenn Sie depressiv sind, fällt es Ihnen vermutlich schwer wahrzunehmen, dass Ihr Partner auch leidet. Im Vergleich zu Ihnen selbst scheint es allen anderen eher gut zu gehen. Alle anderen scheinen so viel energiegeladener und erfolgsverwöhnter. Aber nicht nur Sie haben Grenzen. Sie können gemeinsam Lösungen finden, wie Sie beide nicht zu kurz kommen.

Eva hat es geschafft sich darauf einzustellen, an jedem zweiten Abend noch eine Dreiviertelstunde länger allein durchzuhalten. Sie konnte dadurch ein Stück mehr Gleichgewicht in das Geben und Nehmen in der Beziehung bringen. Allein ihr Verständnis dafür, dass Sebastian Zeit zum Auftanken benötigte, bedeutete eine Rückkehr zu einer Partnerschaft mit mehr Augenhöhe. Ein solches Verständnis ist ein Mittel gegen das Gefühl der Einsamkeit, in das ein Angehöriger geraten kann, wenn er mit den Sorgen um seine Gesundheit allein gelassen wird.

Eigene Aktivitäten und soziale Kontakte. Nicht nur im Hinblick auf körperliche und sportliche Betätigung kann es gut sein, sich Freiräume zu schaffen. Auch im Bereich der sozialen Kontakte können Ihre Bedürfnisse weit auseinander gehen. Oft ist es in einer depressiven Phase sehr schwer, soziale Kontakte zu pflegen. Um nicht als Familie in eine soziale Isolation zu geraten, ist es auch förderlich, wenn einer allein bestimmte Kontakte pflegt.

Wenn Sie depressiv erkrankt sind, ist es gut, wenn Sie mehr als einen Menschen haben, dem Sie vertrauen und der Ihnen guttut, der Sie aufmuntern kann. Selbsthilfegruppen oder Gruppentherapien haben den Vorteil, dass daraus Freundschaften entstehen können. Einzig und allein auf den Partner angewiesen zu sein, führt in eine ungute Abhängigkeit, die das Selbstvertrauen untergräbt und den anderen überfordert.

Menschen sind nie ganz unabhängig von anderen Menschen. Aber es muss nicht ein einziger Mensch sein, der alle Bedürfnisse nach Nähe, Unterstützung und Verständnis stillt. Wenn Sie nur wenige Freundschaften außerhalb der Paarbeziehung haben, kann das ein Hinweis auf ungünstige Glaubenssätze in Bezug auf menschliche Beziehungen sein, etwa »Von anderen ist nichts Gutes zu erwarten.«. Wenn Sie keinerlei andere, verlässliche Beziehungen neben der Partnerschaft haben, ist dies ein Anlass, in der Therapie solchen ungünstigen Annahmen nachzugehen. Solange es keine vertrauten persönlichen Beziehungen gibt, bilden helfende Systeme, z. B. Selbsthilfegruppen, die Therapie und auch die Telefonseelsorge einen Raum für Kontakte.

Die Therapie sollten Sie als einen weitgehend autonomen Bereich betrachten, aus dem vieles dem anderen verschlossen bleibt. Das bedeutet nicht, dass Sie gar nichts erzählen. Wir haben gesehen, dass Ihre Partnerin Informationen braucht. Sie selbst entscheiden aber, wann Sie sich so stark fühlen, etwas über Ihre Verletzungen und Wunden nach außen zu erzählen.

Manche Partner können das schwer ertragen. Sie haben Angst, dass sich der andere im Denken und Fühlen entfernt. Es bedeutet für sie, den anderen nicht mehr unter Kontrolle zu haben. Sie wünschen nach jeder Therapiestunde einen ausführlichen Bericht. Das löst ungünstigen Druck aus. Warten Sie, bis etwas für diejenige, die in Therapie ist, »spruchreif« wird. Vertrauen Sie darauf, dass in diesen Therapiegesprächen Hilfreiches geschieht, auch wenn Ihre Partnerin verweint oder niedergeschlagen nach Haus kommt. Gerade dann braucht sie wahrscheinlich Ruhe und Zeit für sich alleine, um das innere Gleichgewicht wieder zu finden, und ist noch nicht in der Lage, nach außen zu kommunizieren. Über traumatische Erfahrungen zu reden, kann sogar retraumatisierend sein, wenn es nicht unter ganz heilsamen Bedingungen geschieht. In der Phase intensiver Therapie viel zu erzählen, kann das innere Durcheinander noch steigern und Wunden aufreißen.

Geheimnisse haben dürfen. Manchmal spielt auch ein falsches Paarideal eine ungute Rolle. Eine gute Partnerschaft bedeutet nicht, die innersten Gedanken und Gefühle vollständig miteinander teilen zu müssen. Im Gegenteil gehört zu einer eigenständigen

Persönlichkeit auch, Geheimnisse voreinander haben zu dürfen, solange sie keine Fragen betreffen, die dem anderen schaden.

Für beide Partner ist es also gut und hilfreich, sich gegenseitig das Vertrauen und die Freiheit zu schenken, sich zeitweise in einer anderen Welt bewegen zu dürfen. Solange das Wechselspiel gewahrt bleibt und es auch Momente der Nähe gibt, ist das keine Gefahr für die Partnerschaft. Im Gegenteil gehört es zum Wohlfühlen dazu, auch in der Partnerschaft ein selbstständiger Mensch zu bleiben.

Ein gutes Wechselspiel von Phasen der Gemeinsamkeit und der Distanz hält die Partnerschaft anregend und interessant, und das Wohlbefinden erhöht sich, wenn sich jeder Freiraum nehmen darf. Die Übung 36 lädt Sie ein zu überprüfen, ob das Wechselspiel bei Ihnen ausgeglichen ist, oder ob Sie eine Veränderung benötigen.

Übung 36 • Zeit für mich, Zeit für uns

Das Wechselspiel zwischen Nähe und Distanz bedeutet, dass es Zeiten gibt, die ich allein verbringe, Zeiten, in denen wir zu zweit sind, und Zeiten, die wir zusammen mit anderen Menschen (z. B. unseren Kindern, Verwandten, Freunden) verbringen.

Stellen Sie sich vor, Sie sind ein Seefahrer und könnten abwechselnd zwischen verschiedenen Inseln hin- und herfahren: Die eine Insel gehört nur Ihnen allein, die andere Ihnen beiden als Paar, die dritte Ihnen zusammen mit anderen.

Welche Insel sollte die größte sein, weil Sie dort am liebsten sind? Oder sollen alle drei gleich groß sein?

Nehmen Sie ein Blatt Papier und teilen es in der Mitte. Auf der linken Seite ist Platz für die heutige Situation, auf der rechten Seite ist Platz für Ihren Wunsch. Zeichnen Sie in jede Hälfte drei Kreise, einen Ich-Kreis, einen Wir-Kreis und einen Wir-und-andere-Kreis. Die Größe soll der Bedeutung der Lebensbereiche entsprechen. Sie können die Kreise auch noch mit dem füllen, was darin stattfindet (z. B. Reisen, Sport, Lesen …)

Wenn der Wunsch-Zustand von der heutigen Lage stark abweicht, überlegen Sie gemeinsam, wie dieser Wunsch mehr Raum bekommen kann.

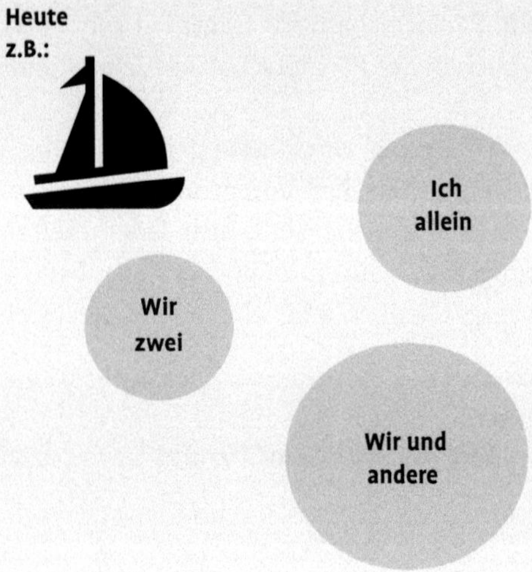

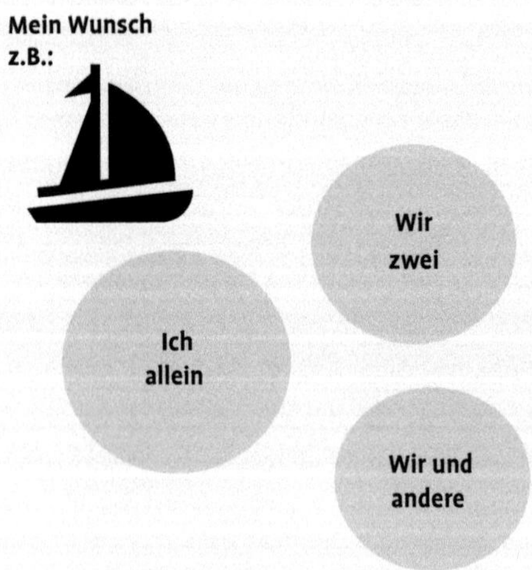

7 Die Gesundheit festigen

Wenn die Wolken der Depression sich verzogen haben oder vielleicht nur noch ab und zu ein vereinzelter kleiner Nieselregen auftritt, wird Ihr Leben ein anderes sein als vor der Erkrankung. Sie haben zwischenzeitlich neue Tanzschritte gelernt, die Erfahrung der Erkrankung hat Sie beide verändert. Die Phase der Anspannung und des Durchhaltens lässt das eigene Leben noch einmal in einem anderen Blickwinkel erscheinen. Sie werden die Tage mit blauem Himmel und Sonnenschein jetzt deutlicher wahrnehmen und genießen können. Die Selbstverständlichkeit des Gesundseins aber wurde durch ein Fragezeichen ersetzt. Die Krankheit kann Ihnen bewusst machen, dass Sie etwas dafür tun können und müssen, wenn Sie gesund bleiben wollen.

Verletzbarkeit annehmen. Sehr tiefgreifend bringt die Depression die Erkenntnis der eigenen Verletzbarkeit mit sich. Welche Ursachen auch immer die Erkrankung ausgelöst haben, es ist wichtig zu erkennen, dass dies wieder geschehen kann. Sie werden sich jetzt bewusst sein, dass Sie eine gewisse Anfälligkeit haben, die von den Psychologen »Vulnerabilität« genannt wird, die genetisch angelegt oder lebensgeschichtlich erworben sein kann. Bei allen weiteren Lebensplänen sollten Sie diese Erkenntnis einbeziehen, denn dann lässt sich eine Wiederkehr der Krankheit am besten für die Zukunft verhindern. Möglicherweise werden Sie damit leben müssen, dass die Depression sich trotz aller eigener Bemühungen und partnerschaftlicher Unterstützung als eine chronische, wiederkehrende Krankheit erweist. So wie bei anderen chronischen Krankheiten, z. B. Diabetes, ist es möglich, einen Umgang damit zu erlernen, der viel Normalität und Glück in Ihrem Leben zulässt. Veränderungen in der Lebensplanung und im Lebensstil können dafür notwendig sein, und sie müssen von Ihnen beiden mitgetragen werden, damit sie in einem ausreichenden Maß erfolgreich sein können.

Wenn Sie sich mit der Depression vertieft auseinandergesetzt haben, haben Sie in zwei Bereichen neue Erkenntnisse gewonnen: Einmal geht es um den Umgang mit Stress und zum anderen um ein angemessenes Verhältnis zu der Herkunftsfamilie.

7.1 Eine gute Balance finden

Wenn Sie eine depressive Veranlagung haben, sollten Sie sehr darauf achten, vorhersehbaren Stress zu vermeiden und zu einer guten Work-Life-Balance zu finden. Stress ist einer der Faktoren, die einen Rückfall in die Depression auslösen können.

Stressfaktoren und Ressourcen. Aber was ist Stress? Stress hat mit Anforderungen zu tun, die an uns gestellt werden und uns in Anspannung versetzen. Nicht alle Anforderungen sind aber »stressig«. Es gibt solche, die wir als positive Herausforderung wahrnehmen, andere wiederum bedrücken uns. Der Unterschied besteht darin, ob wir uns zutrauen, die Anforderungen zu bewältigen, weil wir glauben, dass uns genügend Kräfte und Ressourcen zur Verfügung stehen. Wenn wir genügend Kraft haben, erleben wir die Anforderungen als positive Aufgabe, wenn nicht, erleben wir sie als negativen Stress. Stress kann deshalb auch definiert werden als ein wahrgenommenes Ungleichgewicht zwischen Ressourcen und Anforderungen. Dies kann man sehr gut am Beispiel der Zeit sehen, denn sie ist eine der wichtigsten Ressourcen. Bei sehr vielen Anforderungen, denen wir uns stellen müssen, seien es alltägliche Erledigungen wie Einkäufe oder außerordentliche Ereignisse wie das Lernen für Prüfungen, spielt es eine entscheidende Rolle, wieviel Zeit wir dafür zur Verfügung haben. Zu wenig Zeit bringt meistens Stress. Genügend Zeit bewirkt dagegen oft, dass wir unsere Aufgaben auch erfüllen können. Ähnlich ist es mit anderen Ressourcen, wie z. B. mit unseren Fähigkeiten, unserer Gesundheit, mit finanziellen Möglichkeiten. Wenn wir weniger Ressourcen zur Verfügung haben, müssen wir darauf achten, die Anforderungen zu reduzieren.

Um in ein gutes Gleichgewicht zu kommen, ist es also notwendig, auf beide Seiten zu schauen: auf die Seite der Belastungen und Anforderungen und auf die Seite der Ressourcen. Belastungen sind alle Aufgaben, die von Ihnen bewältigt werden müssen. Das fängt bei Alltäglichkeiten wie Pflichten im Beruf und der Haushaltsführung an, es können auch langwierige Verpflichtungen sein, wie z. B. das Absolvieren einer Fortbildung, der Bau eines Hauses, die Erziehung der Kinder, Versorgung betagter Eltern oder die Abbezahlung eines großen Kredits. Alle diese Aufgaben können mit Freude und Zufriedenheit verbunden sein, wenn Sie genügend Kräfte dafür haben, wenn Sie gesund sind, wenn Sie das Wissen haben, wie es geht, wenn Sie mit der Aufgabe nicht allein dastehen, wenn ausreichend Zeit da ist.

Vermeidbare und unvermeidbare Belastungen. Manche Belastungen, mit denen wir umgehen müssen, liegen nicht in unserer Hand, sie sind unvermeidbar. Es gibt jedoch auch Belastungen, die sich durchaus vermeiden lassen. Gesundheitliche Beeinträchtigungen von Ihnen selbst oder von Familienmitgliedern sind selten völlig vermeidbar. Sie erleben das jetzt gerade in der Situation der Depression. Natürlich gibt es Mittel, sie zu bewältigen, aber dies ist zunächst einmal eine große Kraftanstrengung. Auch finanzielle Engpässe gehören oft zunächst zu Belastungen, die von außen kommen, und nur begrenzt beeinflussbar sind. Wer in einer Branche tätig war, die von der Corona-Pandemie betroffen war, konnte dies vorher nicht ahnen. Der finanzielle Engpass, der dadurch entstand, war für viele nicht vermeidbar. Erst langsam taten sich Wege auf, damit umzugehen. Die Anforderungen, die andere an uns stellen, z. B. Kinder, die betreut werden müssen, oder Vorgesetzte, die Forderungen an uns haben, gehören auch zu den äußeren Belastungsfaktoren, die wir nur begrenzt in der Hand haben.

Es gibt jedoch auch Anforderungen, die wir selbst beeinflussen können. Dazu gehören meist innere Anforderungen, die Menschen an sich selbst stellen, z. B. alles perfekt machen zu müssen, besser als andere zu sein, Karriere zu machen, einen hohen Bildungsgrad zu erreichen, einen gehobenen Lebensstandard zu haben oder Super-Eltern zu sein. Sehr hohe Anforderungen an sich selbst gehören oft zu den Faktoren, die für eine Depression anfällig machen. Sie sind aber auch ein Gebiet, auf das Sie selbst einwirken können, wenn Sie Ihre Ansprüche überprüfen, was Sie im Leben erreichen wollen, und sie realistisch Ihren Kräften anpassen.

Ressourcen nutzen. Zu den wichtigsten Ressourcen, die ein Gegengewicht zu den Belastungen bilden, gehört, wie bereits gesagt wurde, Zeit. Aber auch persönliche Eigenschaften und Fähigkeiten gehören dazu, wie z. B. Fleiß, Durchhaltevermögen, Intelligenz und Kontaktfreudigkeit, aber auch sich selbst abzugrenzen und manchmal »nein« zu sagen. Alles, was Ihnen hilft, Anforderungen zu bewältigen, zählt zu Ihren Ressourcen. Auch Geld gehört zu den möglichen Ressourcen. Mit Geld können Sie sich manchmal mehr Zeit organisieren, z. B. indem Sie zwischendurch Essen gehen, anstatt selbst zu kochen, einen Rasenroboter kaufen o.Ä. Fehlt es Ihnen jedoch an Geld, so lässt sich manches auch durch die Hilfe von Freunden oder Verwandten ausgleichen.

Ein soziales Netz und damit mögliche Unterstützung von Anderen ist nämlich eine weitere wichtige Ressource. Sie tut Ihnen emotional gut, weil Sie dadurch Anerkennung und Wertschätzung bekommen. Vielleicht sind auch andere bereit, Aufgaben für Sie zu erledigen, z. B. die Kinder zu betreuen oder einzukaufen.

Auch erholsame Tätigkeiten, wie in der Sonne liegen, Sport treiben, Musikhören, gehören als Kraftquellen zu den Ressourcen.

Wir fühlen uns wohl, wenn beide Seiten ausgeglichen sind. Wenn die Anforderungen zu groß sind, aber auch wenn sie zu niedrig sind, z. B. nach dem Eintritt in den Ruhestand, werden Sie anfällig für eine Depression. Abbildung 2 führt die wichtigsten Arten von Belastungen und Ressourcen auf.

Gleichgewicht finden. Die Depression ist eine Belastung, die Sie beide dazu zwingt, die Waage neu ins Gleichgewicht zu bringen. Sie können wenigstens eine gewisse Zeit lang weniger leisten. Oft müssen die anderen äußeren Anforderungen reduziert werden. Das kann dazu führen, dass der ursprüngliche Beruf nicht mehr ausgeübt werden kann. Manche Paare kehren deshalb zu dem älteren Familienmodell zurück, in dem es einen Hauptverdiener gibt

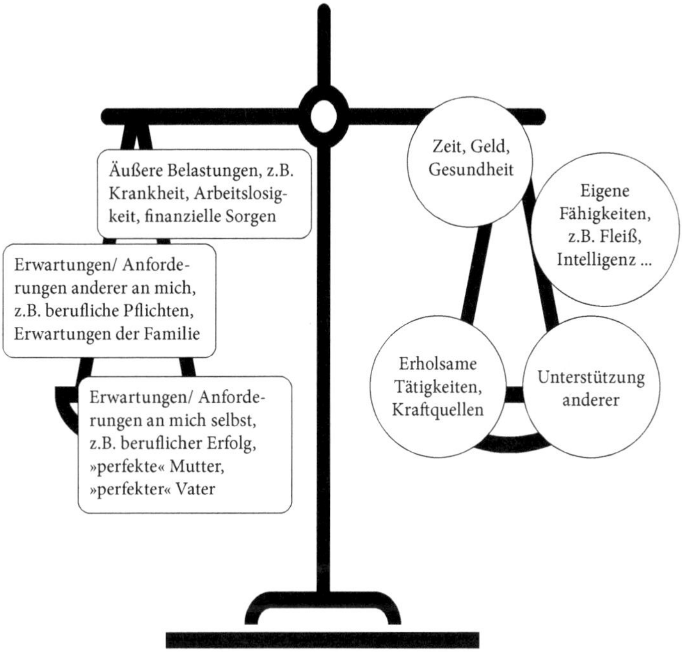

Abbildung 2 Belastungen und Ressourcen

und eine andere Person, die vor allem für den Haushalt und die Betreuung der Kinder zuständig ist und allenfalls ein wenig Geld hinzuverdient. Für beide Partner kann dies ein Zugewinn an Lebensqualität sein, weil sich das Leben nicht mehr in dem ungeheuer beschleunigten Takt abspielt, der bei einem berufstätigen Paar mit minderjährigen Kindern oft die Regel ist.

Arbeitsteilung überdenken. Ob das ein befriedigendes Modell sein kann, hängt natürlich sehr stark damit zusammen, ob es finanziell möglich ist, auf ein Gehalt zu verzichten. Es kann sehr schmerzhaft sein, wenn sich durch eine Frühverrentung für die ganze Familie Engpässe ergeben. Auch wenn eine berufliche Tätigkeit weiter möglich ist, wird es vielleicht nicht mehr eine so anstrengende und finanziell lukrative Arbeit wie vorher sein können. Viele müssen z. B. aus der Schichtarbeit aussteigen, die finanziell viele Zulagen brachte, oder werden ihre Arbeitszeit reduzieren. Andere suchen sich freiberufliche Tätigkeiten, in denen eine freie Zeiteinteilung möglich ist, die aber nicht mehr die Sicherheit einer Festanstellung geben. Ein Lehrer z. B. schied aus dem Schuldienst aus und baute sich danach ein kleines Online-Buchantiquariat auf, eine Krankenschwester ließ sich zur Ernährungsberaterin ausbilden und gab danach an der Volkshochschule Kurse, ein Dachdecker wurde zum Bienenzüchter und verkaufte auf dem Markt seinen Honig. Alle diese Wege hatten den Vorteil, dass sie die Nutzung der eigenen Fähigkeiten weiterhin ermöglichten und eine sinnvolle Beschäftigung boten, aber sie sorgten nicht mehr für die gleiche materielle Ausstattung der eigenen Person und der Familie wie die Berufe zuvor.

Gerechtigkeitsfragen. Bei diesen Veränderungen stellen sich für die Partnerschaft natürlich auch neue Fragen der Gerechtigkeit. Manchmal entsteht für die Partnerin der Eindruck, sie würde nun allein in der Tretmühle des Alltags und in einem »Knochenjob« zurückgelassen, während der Erkrankte es sich nur gut gehen lässt. Für die Partnerschaft ist es wichtig, dass die in einer Therapie vermittelte Grundhaltung, mehr für sich selbst und seine Bedürfnisse zu sorgen, nicht auf Kosten der Partnerin geht. Sie sollte vielmehr auch von ihr übernommen werden können, damit sie gar nicht erst in Gefahr gerät, angesichts der zusätzlichen Belastungen auch einmal zu erkranken. Beide Partner zusammen könnten dann überlegen, welche äußeren Anforderungen oder welche eigenen Ansprüche zurückgestellt werden könnten, um einen ausgeglicheneren Lebensstil zu praktizieren. Wenn durch eine Therapie das Interesse an neuen Hobbys geweckt wurde, z. B. Malen, Singen, Nordic Walking oder Yoga entdeckt wurde, kann es auch für die Partnerin eine lohnende Erfahrung sein, sich auf diese neuen Hobbys und neue Erfahrungen einzulassen und dadurch eigene Kraftressourcen zu schaffen.

Es liegt an jeder Familie selbst, sich mit der Tatsache, dass ein euer Lebensstil notwendig ist, in ihrem persönlichen Sinne auseinanderzusetzen: Wie lässt sich dieser Lebensstil, mit dem vielleicht einerseits mehr Zeit, aber andererseits weniger Geld zur Verfügung seht, gut umsetzen? Wie lässt er sich so nutzen, dass die Vorzüge und Lasten dieser Veränderung auf alle Familienmitglieder gleichmäßig verteilt werden und jeder nach seinen Möglichkeiten zum Wohl der Familie beiträgt?

Die Waage ist ein gutes Symbol dafür, ob Sie ein ausgeglichenes Verhältnis zwischen Ihren Kräften und Ressourcen auf der einen Seite und den Anforderungen, die an Sie auf der anderen Seite gestellt werden, gefunden haben. In Übung 37 können Sie beide Ihre eigene Waage zeichnen.

Übung 37 • In Balance bleiben

Wenn Sie an Ihr momentanes Leben denken: Wie sieht Ihre Waage im Moment aus? Befinden sich beide Seiten im Gleichgewicht? Oder hat eine Seite ein größeres Gewicht?

Nehmen Sie beide ein Blatt Papier zur Hand und zeichnen Sie jeder für sich eine Waage. Tauschen Sie sich anschließend darüber aus.

Fühlen Sie sich im Gleichgewicht? Welche Belastungen und Ressourcen sind für Sie beide gleich, welche sind unterschiedlich? Welche Veränderungsmöglichkeiten sehen Sie?

Belastungen verringern	**Ressourcen erhöhen**

7.2 Das Beziehungsnetz umgestalten

Die Ansprüche der Herkunftsfamilie. Bei den Ansprüchen der Umwelt, die zurückgestellt werden müssen, um in einer Balance zu bleiben, handelt es sich recht oft auch um Ansprüche Ihrer Herkunftsfamilie, zu der die Beziehungen nun neu geordnet werden müssen. Es ist nicht selten, dass depressive Menschen in sehr autoritären oder anderweitig verletzenden Familienkonstellationen aufgewachsen sind, die bis in das hohe Erwachsenenalter fortbestehen können. Die Suche nach den Ursachen der Depression hat möglicherweise auch bei Ihnen dazu geführt, Verletzungen der Kindheit wahrzunehmen, die vorher nicht in ihrer Tragweite deutlich waren. Manchmal ist es möglich, mit den Eltern darüber ins Gespräch zu kommen. Im glücklichsten Fall werden Eltern ihren Beitrag zum psychischen Leiden der jüngeren Generation einsehen können, und im Nachhinein noch Mitgefühl und Wertschätzung geben.

Weitaus häufiger jedoch ist es, dass die Verhaltensmuster, die Sie als Kind erdrückten oder verletzten, auch später beibehalten werden. Wie die kindlichen Bedürfnisse nicht ernst genommen wurden, wird auch das psychische Leiden des Erwachsenen nicht ernstgenommen und vielleicht mit Sprüchen wie »Wir hatten es früher auch nicht leicht.« oder »Das waren eben andere Zeiten.« abgetan. Oft fehlt das Verständnis für psychische Krankheiten und sie werden als Charakterschwäche angesehen. Statt Hilfe gibt es dann Vorwürfe. Viele Depressive, die sich aus der Hoffnung heraus, die Beziehung zu den Eltern zu verbessern, um eine Aussprache mit ihnen bemühen, werden enttäuscht. »Du warst schon immer kompliziert.« oder »Was du dir alles einbildest!« sind solche leider nicht seltenen Reaktionen, die nicht die erhoffte Heilung bringen. Wenn der Kontakt weiterhin sehr eng ist, bleibt in dieser engen Beziehung die dauernde Verletzbarkeit bestehen. Daher ist es oft notwendig, Distanz zu schaffen.

Veränderungen herbeiführen. Wenn das Verhältnis zu den Eltern eng geblieben ist, können die Hindernisse, sich abzugrenzen, groß sein. Gerade im ländlichen Raum gibt es noch häufig die Konstellation, dass mehrere Generationen unter einem Dach leben oder dass die Kinder auf dem Grundstück der Eltern gebaut haben. Wenn die Eltern weiterhin beanspruchen, das Leben der Kinder bestimmen zu dürfen, werden erwachsene Kinder z. B. dem Druck ausgesetzt, wann der Rasen zu mähen, die Hecke zu schneiden oder das Laub zu zusammen zu fegen ist. Ein eigener ausgeglichener Lebensstil lässt sich unter solchen Bedingungen kaum entfalten. Trotzdem fällt vielen ein solcher Schritt sehr schwer, denn die notwendigen Veränderungen können sehr groß ausfallen.

Beispiel

Heinrich war als ältester Sohn als Hoferbe vorgesehen gewesen, hatte aber eine Lehre als Mechatroniker gemacht, weil der Hof nicht zwei Familien ernähren konnte. Als er Hildegard heiratete, zogen sie in eine eigene Wohnung auf dem Hof, und er half seinem Vater nebenberuflich in der Landwirtschaft. Außerdem gab es einen größeren Gebäudekomplex, der instand zu halten war. Weil er als Kind schon bei kleinen Widerworten geschlagen worden war, hatte er es nie gewagt, sich den Arbeitsaufträgen seiner Eltern zu widersetzen, und wurde noch als erwachsener Mann von seinen Eltern herumkommandiert. Erst in der Therapie wurde ihm bewusst, wie sehr diese Behandlung im Elternhaus sein Selbstbewusstsein beeinträchtigt und seine Lebensfreude eingeschränkt hatte. Hildegard hatte sich dagegen immer schon stark gegenüber den Schwiegereltern abgegrenzt, arbeitete als Krankenpflegerin und kümmerte sich nur um den eigenen Haushalt. Sie schätzte die ländliche Wohnform als Umfeld, in dem die drei Kinder viel Bewegungsraum hatten, und ließ sich in die Erziehung nicht hineinreden. Aber sie verstand, dass es für ihren Mann nicht möglich war, ihre Haltung der inneren Distanz trotz räumlicher Nähe zu übernehmen. So entschieden sie sich, in eine Mietwohnung in der nächstgelegenen Kleinstadt zu ziehen, was sie auch als Chance sahen, neue Kontakte zu knüpfen. Die Eltern versuchten noch eine ganze

Weile, den Sohn als Arbeitskraft an sich zu binden, sahen aber schließlich ein, dass sie das Land verpachten mussten.

Schwierig ist es, wenn die Partnerin selbst sich nicht aus dem Lebensstil lösen kann, den die Herkunftsfamilie vorgegeben hatte. Die Herkunftsfamilien lassen es oft nicht zu, dass die Kinder sich distanzieren, und üben erheblichen Druck aus, die bisherige Beziehung fortzusetzen. Weil immer die Gefahr droht, dass der Kontakt ganz abgebrochen wird, dauert es manchmal mehrere Jahre, bis es gelingt, eindeutige Grenzen zu setzen.

Beispiel

Vitaly und Elena kannten sich schon als Kinder, weil ihre Eltern befreundet waren. Sie heirateten, kurz nachdem sie als Jugendliche mit den Eltern aus Kasachstan nach Deutschland gekommen waren. Es war ihnen zu Beginn beiden selbstverständlich, sich an die Vorgaben der Familien zu halten: ein Partner aus dem Herkunftsland, frühe Heirat, frühe Elternschaft, enge regelmäßige Kontakte zur Herkunftsfamilie, Unterstützung der Verwandten beim Hausbau und in anderen praktischen Lebensfragen. Nach einem Klinikaufenthalt von Vitaly wurde beiden klar, dass der Mann seine psychische Gesundheit in dieser Konstellation nicht erhalten konnte. Sie nahmen am Wochenende nicht mehr an den Familientreffen und Arbeitsaktionen teil, sondern gingen zusammen spazieren oder mit den Kindern in den Zoo. Es erforderte sehr viel Kraft, diesen Weg beizubehalten, weil beide Herkunftsfamilien mit Kontaktabbruch drohten und auch Vitalys Geschwister ihn immer wieder bedrängten, weiter am Wochenende mit ihnen zusammen zu sein. Auch Elenas Eltern übten Druck aus, die bisherige Lebensweise beizubehalten. So gerieten sie beide in Konflikt mit ihren jeweiligen Eltern. Hilfreich dabei, trotzdem die Neuorientierung zu schaffen, war, dass Elena nach der Familienphase berufstätig wurde und die Kolleginnen ihr halfen, in der deutschen Umgebung ein neues soziales Netzwerk aufzubauen, und außerdem die Kinder mit zunehmendem Alter in verschiedenen Vereinen Freunde fanden, die ebenfalls zur Integration in die deutsche Umgebung beitrugen.

Die Beispiele zeigen, dass sich der Prozess der Ablösung oft sehr lange hinziehen kann. Sie beide müssen sich vielleicht schmerzhaft von vertrauten Gewohnheiten und auch Menschen trennen. Wenn die Schulzeit nicht am heutigen Wohnort absolviert wurde, fehlt oft ein gleichaltriges Netzwerk, das sich aus Schulfreundschaften entwickeln konnte. Wenn Sie aber das Zusammentreffen mit Ihrer Verwandtschaft jedes Mal als Belastung erleben, können Sie nicht dauerhaft heilen, ohne Veränderungen vorzunehmen und Grenzen zu setzen.

Wenn Sie bemerkt haben, dass der Kontakt zu Ihrer Familie Sie immer wieder sehr belastet, aber es Ihnen trotzdem schwerfällt, Grenzen zu ziehen, können Sie die in Übung 38 vorgeschlagene Vorgehensweise ausprobieren. Sie hilft Ihnen, die Ihnen zugefügten Verletzungen ernst zu nehmen.

Übung 38 • Grenzen ziehen

Wenn Sie sich nach einem Kontakt mit Ihrer Herkunftsfamilie (z.B. nach einem Besuch, einem Telefonat) schlecht fühlen, nehmen Sie sich Zeit, dem nachzuspüren, und schreiben Sie auf, was Sie empfinden.

Was lösen Ihre Verwandten in Ihnen aus? Fühlen Sie sich nach dem Kontakt gestärkt, ermutigt und befreit oder klein gemacht, bedrängt, bedrückt, beschämt, traurig wütend?

....

....

....

Wie fühlt sich ihr Körper an? Sind Sie angespannt, haben Sie z. B. Kopfschmerzen?

....

....

....

Übereichen Sie den Zettel Ihrer Partnerin. Vereinbaren Sie, dass sie diesen Zettel Ihnen vorliest, wenn Sie wieder eine Anfrage zu Kontakt zu Ihren Angehörigen bekommen haben. Entscheiden Sie erst danach, ob Sie dem Wunsch der Angehörigen entgegenkommen wollen. Nehmen Sie Ihre eigenen Bedürfnisse und Ihr Wohlfühlen ernst.

Neue Kontakte finden. Wenn Sie von Ihrer Herkunftsfamilie mehr Distanz brauchen, können Sie dennoch nicht ohne ein soziales Netz leben. Eine Depression ist zu belastend, um sie als Paar allein durchstehen zu können. Sie hat aber oft leider dazu geführt, dass Sie wenig am gesellschaftlichen Leben teilgenommen haben. Nutzen Sie Ihre zurückgewonnene Energie, um neue Kontakte zu knüpfen! Günstige Gelegenheiten bieten der Arbeitsplatz oder Hobbys, ebenso das Auffrischen von Kontakten, die Ihnen in der Vergangenheit gutgetan haben.

Mit der folgenden Übung 39 können Sie sich gemeinsam überlegen, welche Kontakte Sie pflegen könnten. Dabei ist die Unterscheidung zwischen engen Vertrauten und guten Bekanntschaften wichtig. Viele depressive Menschen wünschen sich vor allem enge Vertraute, mit denen sie über alles reden können. Sie haben Angst, dass sie zurückgewiesen werden, wenn sie nicht immer guter Laune sind oder wenn andere etwas von der Depression mitbekommen. Diese Angst ist aber unbegründet. Sie brauchen bei lockeren Kontakten Ihren Gesundheitszustand nicht offenlegen. Wenn Sie Kontakte aufgrund dieser Ängste weitgehend vermeiden, verpassen Sie wertvolle Chancen. Der Weg verläuft meistens so, dass erst einmal über gemeinsame Interessen eine Annäherung stattfindet. Schätzen Sie also auch die lockeren Kontakte, mit denen Sie angenehme Zeiten verbringen können. Sie selbst entscheiden, wieviel Sie von sich offenlegen wollen. Lockere Bekanntschaften haben ihren eigenen Wert und manchmal führen sie auch zu eng vertrauten Freundschaften.

Übung 39 • Unser Netzwerk

Andere Menschen können auf unterschiedliche Weise für Sie als Paar wichtig sein. Wertvoll sind Menschen, denen Sie sich emotional anvertrauen können und die Ihre Situation verstehen. Mit ihnen können Sie auch an schlechteren Tagen zusammen sein, ohne sich verstellen zu müssen.

Wichtig sind aber auch Menschen, mit denen Sie Schönes zusammen erleben können, um sich von dem Schweren abzulenken und ein Stück Normalität zu genießen. Oft werden aus ihnen nach längerer Zeit Vertraute.

Überlegen Sie gemeinsam, welche Kontakte Sie mit wem pflegen können. Unterscheiden Sie Menschen, denen Sie sich anvertrauen können und Menschen, mit denen Sie gemeinsam schöne Aktivitäten machen können. Tragen Sie Namen und mögliche Hilfen in Ihr Netzwerk ein.

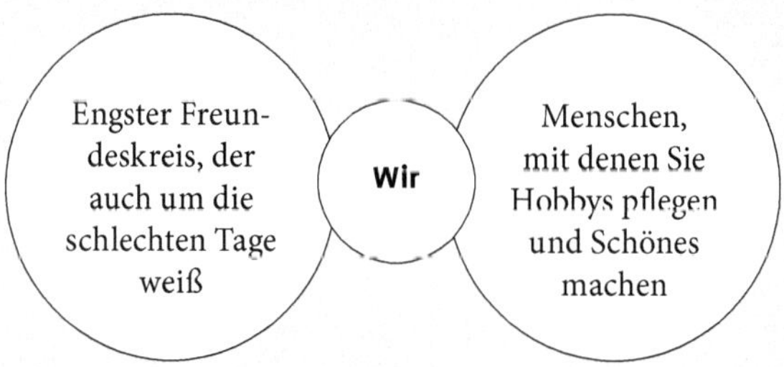

....

....

....

....

....

Wenn Sie in Ihrem bisherigen sozialen Umfeld niemanden finden, oder Sie sich nicht trauen, am »normalen« gesellschaftlichen Leben teilzunehmen, können Sie sich auf die Suche nach Selbsthilfegruppen machen. Hinweise finden Sie in Kapitel 8.

7.3 Die Verbundenheit als Paar neu spüren

Wenn Sie die Zeit der Depression gemeinsam gemeistert haben, haben Sie eine sehr schwierige Aufgabe bewältigt. Sie haben sich festgehalten, während ein Unwetter über Sie hinweggezogen ist. Sie sind nass geworden und hatten vielleicht auch oft Angst vor Kälte, Blitz und Hagelschlag. Sie haben sich der Unwirtlichkeit und dem Unangenehmen der Situation gestellt – haben gelernt, im Regen zu tanzen. Sie haben sich gemeinsam über erste Sonnenstrahlen gefreut und genießen allmählich wieder die Rückkehr von Wärme und Wohlbehagen. Dies ist nicht selbstverständlich. Die Depression wirkt oft wie ein Katalysator. Eine brüchige Partnerschaft kann ihr oft nicht standhalten. Auch eine nur »romantische« Liebe gerät durch eine Depression leicht in Gefahr, da sie ausschließlich auf Gefühlen beruht, und gerade die Gefühlswelt durch die Depression in Mitleidenschaft gezogen wird. Die Zahl der Trennungen ist erhöht. Wenn Sie aber zusammengeblieben sind, erleben Sie wahrscheinlich eine neue Tiefe und Festigkeit der Partnerschaft.

Liebe und Verbindlichkeit. Das Geheimnis dieses Erfolges hat nach meiner Erfahrung sehr viel mit Liebe und Verbindlichkeit zu tun. Die Zeit der Depression macht deutlich, dass Liebe mehr als ein Gefühl sein muss, um eine solche schwere Situation überdauern zu können. Die Fähigkeit, solche Zeiten gemeinsam durchzustehen, wird in den meisten Fällen auf einer langfristigen Entscheidung beruhen, für diesen einen anderen Menschen da zu sein. Für viele Menschen bildet auch das einmal gegebene offizielle Versprechen, sich zu lieben und achten, »bis dass der Tod uns scheidet«, eine hohe Motivation, große Lasten auf sich zu nehmen, um die Partnerschaft zu erhalten. »Ich habe doch mal gesagt, ›in guten, wie in schlechten Tagen‹ und dies sind halt die schlechten,« formulierte ein Mann seine Motivation, mit seiner Frau diese harte Zeit durchzustehen. Er empfand das Zusammenhalten in dieser Zeit nicht nur als Treue zur Partnerin, sondern auch als Treue zu den eigenen Werten und Grundüberzeugungen. Und das Versprechen enthielt für ihn die Hoffnung, dass es nach den schlechten auch wieder die guten Tage geben wird, an denen beide gemeinsam die neue Kraft und Lebensfreude genießen können.

Diese Art der Verbindlichkeit der Liebe wird in der Psychologie auch »Commitment« genannt. Sie besteht aus der Bereitschaft, etwas für die Partnerschaft zu tun, und beruht auf einer bewussten Entscheidung, sich für die Beziehung zu diesem einen Menschen zu engagieren. Durch diese Entscheidung kann eine sichere Bindung zwischen zwei Menschen entstehen, die das psychische Wohlergehen fördert und das Gesundwerden unterstützt. Der Paarforscher G. Bodenmann (2021) vergleicht dieses Engagement für die Liebe mit einem Bankkonto, auf das wir immer wieder einzahlen müssen, damit wir die Liebe am Leben erhalten können. War dieses Konto vor der Depression gut gefüllt, weil Sie viel Zeit, viele kreative Ideen, viele Kompromissbereitschaft und viel Leidenschaft in die Liebe investiert hatten, so haben Sie in der schwierigen Phase der Krankheit auf diese »Ersparnisse« zurückgreifen können. Wenn Sie die liebenswerten, einzigartigen Eigenschaften des anderen und sein Engagement für die Beziehung im Gedächtnis wachgehalten haben, haben Sie dieses Konto genutzt, denn Sie wussten, warum es der Mühe wert war, zusammenzubleiben. Mit dem Zusammenhalten in dieser schweren Zeit haben Sie wieder eine große Investition auf dieses Konto getätigt. Sie haben neue wertvolle Erfahrungen miteinander gemacht. Sie werden in späteren Lebensphasen auch wieder darauf zurückgreifen können. Indem Sie diesen »Liebesschatz« vergrößert haben, wird Ihre Partnerschaft immer fester und stabiler.

Dankbarkeit. Die durchgestandene Zeit hat Ihnen wahrscheinlich auch viele positive Seiten des anderen wie Treue, Durchhaltevermögen, Kampfgeist, Herzlichkeit, Humor oder Verantwortungsbereitschaft und Ernsthaftigkeit gezeigt. Sie waren beide gezwungen, Ihre größten Kräfte und Ihre besten Seiten zu mobilisieren. Als Paar erlebten Sie gemeinsam, dass das Leben nicht planbar ist, sondern unerwartete große Herausforderungen mit sich bringen kann, die die Gefahr enthalten, daran zu zerbrechen. Eine Depression ist eine Situation, die alle Kräfte fordert, und doch die Gefahr des Scheiterns mit sich bringt. Solche »Abenteuer« zu bestehen, kann im Nachhinein sehr verbinden und mit Zufriedenheit erfüllen. Die Wertschätzung füreinander kann dadurch steigen und eine tiefe Verbundenheit entstehen. Nach solchen schweren Lebensphasen bleibt oft auch eine tiefe Dankbarkeit zurück, weil das Gute nicht mehr als das Selbstverständliche erlebt wurde.

Sie haben sich auch schwach, ängstlich und verletzt erlebt und sich auch dadurch auf eine ganz neue Weise kennengelernt. Erfahrungen aus früheren Lebensphasen wurden geteilt. Dass Offenheit, Schwäche und Hilflosigkeit möglich waren, ohne ausgenutzt und gedemütigt zu werden, hat Ihnen gezeigt, dass Sie Vertrauen in den anderen haben können. Ihre Vertrautheit und emotionale Intimität sind gestiegen. Ihre Bindung konnte sicherer werden.

Sie erleben, dass es wieder Zeiten gibt, in denen der Regen aufhört und mehr Licht und Wärme in Ihr Leben einzieht. Die Erfahrung des Leidvollen und Schweren führt oft dazu, die guten Tage als eine besondere Chance zu sehen, die es zu nutzen gilt. Sie fördert die Fähigkeit, die Gegenwart mit ihren Möglichkeiten zu genießen, sich dem Hier und Jetzt zu überlassen, um unbeschwert und leicht im Sonnenschein zu tanzen.

Diese Dankbarkeit über das Zusammenhalten in schwerer Zeit ist es wert, ausdrücklich zur Sprache gebracht zu werden. Übung 40 kann ein Einstieg dazu sein.

Übung 40 • Dankbarkeit

Nehmen Sie sich jeder für sich Stift und Papier. Überlegen Sie und schreiben Sie auf, was Sie von Ihrer Partnerin bzw. Ihrem Partner auf dem Weg durch die Depression erhalten oder erhalten haben und wofür Sie ihr/ihm danken möchten.

Machen Sie dann aus den gefundenen Antworten ein Geschenk, indem Sie Ihre Worte der Dankbarkeit in eine haltbare und besondere Form bringen, z. B. durch ein schönes Briefpapier. Dies können sie in einem schönen Moment überreichen.

Zum Abschluss möchte ich Ihnen noch ein japanisches Märchen vorstellen, das es in verschiedenen Versionen im ganzen ostasiatischen Raum gibt, manchmal mit einem Tiger und manchmal mit einem Bären in der Gestalt der Gefahr, die es zu überwinden gilt. In der Variante mit dem Bären ist es in einer Sammlung von Clarissa P. Estes (1993) zu finden. Ich mag es besonders gern, weil es eine Geschichte der Hoffnung ist und weil es wesentliche Elemente zeigt, die nötig sind, um bei einer depressiven Erkrankung mit dem geliebten Menschen wieder in Kontakt zu kommen. Die junge Frau in der Geschichte hat ihren Mann als liebevoll und freundlich in Erinnerung. Das gibt ihr die Hoffnung, dass die Liebesfähigkeit ihres Mannes in einem inneren Kern noch vorhanden ist, und sie lässt sich auf einen schweren Weg ein. Das ist eine häufige Grundkonstellation in einer Partnerschaft, in der einer depressiv ist und der Partner die Rolle des Hoffnungsträgers übernehmen muss.

Das Märchen zeigt auch, dass es einen Zaubertrank mit 100 % Erfolgsgarantie nicht gibt, und es verzichtet darauf, ein Happy End auszumalen. Die Reaktion des Mannes bleibt offen. Dies ist realistisch, denn die Überwindung der Depression und damit das Wiedererlangen der Fähigkeit, Liebessignale an sich heranzulassen, sind nicht immer gegeben.

Das Märchen zeigt aber die wichtigsten Voraussetzungen dafür, dass die Beziehung zwischen den Liebenden nach der Depression neu aufblühen kann: Liebe, Geduld und Hoffnung.

Der Kragen des Bären

Ein junges Paar hatte sich sehr lieb und lebte miteinander in Frieden und Harmonie. Dann aber musste der junge Mann in den Krieg ziehen. Als er nach mehreren Jahren zurückkehrte, hatte er sich sehr verändert. Er sprach nicht mehr mit seiner Frau, oder wenn er es tat, war er unfreundlich und barsch. Wenn er in den Reisfeldern arbeiten sollte, saß er müßig oben auf dem Hügel und schaute zum Meer.

Die junge Frau war verzweifelt und wusste nicht mehr, was sie tun konnte, damit ihr Mann wieder liebevoll und freundlich wurde wie früher. Deshalb beschloss sie, eine weise, alte Heilerin aufzusuchen und sie um einen Zaubertrank zu bitten.

Als die junge Frau ihr Haus betrat, fragte die Heilerin: »Warum bist du hier?«

Sie erwiderte: »Ich bin in Not! Mach mir einen Zaubertrank! Es geht um meinen Mann. Ich habe ihn sehr lieb. In den vergangenen drei Jahren war er immer weg und hat im Krieg gekämpft. Jetzt, wo er wieder zurück ist, spricht er kaum mit mir oder anderen. Wenn ich etwas sage, scheint er es nicht zu hören. Wenn er überhaupt redet, verwendet er barsche Worte.«

Die Heilerin sagte: »Es gibt ein Mittel! Aber um es herzustellen, brauchen wir ein schneeweißes Haar vom Kragen des schwarzen Bären. Du musst den Berg erklimmen, den Bären mit dem weißen Kragen finden und mir ein Haar von seinem Kragen zurückbringen.«

Die junge Frau ging nach Hause. Sie dachte darüber nach, wie sie das Haar des Bären beschaffen könnte. Noch in der gleichen Nacht bereitete sie alles für die Reise vor und begann am Morgen, den Berg zu besteigen. Sie ging zu der Stelle am Berghang, an der der Bär lebte. Sie stellte sich weit vor der

Höhle des Bären auf, hielt eine Schale mit Nahrung ausgestreckt vor sich und rief dem Bären zu, er solle kommen und fressen. Der Bär kam nicht.

In der nächsten Nacht wanderte sie wieder dorthin, diesmal ein bisschen näher. Wieder bot sie eine Schale mit Nahrung an. Jede Nacht ging sie nun in die Berge, und jedes Mal stellte sie sich ein paar Schritte näher an die Höhle des Bären. Nach und nach gewöhnte der Bär sich daran, sie dort zu sehen.

Eines Nachts war sie nur noch einen Steinwurf weit von der Höhle des Bären entfernt. Dieses Mal kam der Bär ein paar Schritte auf sie zu und hielt dann inne. Die beiden sahen sich im Mondlicht an. In der nächsten Nacht passierte das Gleiche, und diesmal kamen sie einander so nahe, dass sie leise und beschwichtigend zu dem Bären sagte: »Bitte, bitte großer Bär, gib mir ein Haar aus deinem Kragen, damit ich meinen Mann heilen kann. Der Bär setzte sich auf sein Hinterteil und dachte nach. Sollte er die Frau verschlingen oder ihr helfen? Schließlich brummte er: »Es ist wahr, dass du gut zu mir gewesen bist. Also zupfe ein Haar aus meinem Kragen und geh nach Hause.« Beglückt zupfte sie dem Bären ein Haar aus und kehrte zurück.

Sobald am nächsten Morgen die Sonne über dem Meer aufging, stand sie vor dem Haus der alten Heilerin. »Ich habe das weiße Haar aus dem Kragen des Bären. Jetzt kannst du mir den Zaubertrank machen, den du mir versprochen hast, damit mein Mann wieder liebevoll und freundlich wird!« Die Heilerin nahm das Haar und untersuchte es. Zufrieden darüber, dass es wirklich von einem Bären stammte, lehnte sie sich vor und ließ es in das Feuer fallen, das in ihrer Feuerstelle brannte.

»Nein! Warum tust du mir das an!«, rief die junge Frau voller Schmerz. »Alles war umsonst!«

»Beruhige dich. Es ist alles gut«, erwiderte die Heilerin. »Das Haar wird nicht mehr gebraucht. Erinnerst du dich, was du getan hast, um das Vertrauen des Bären zu gewinnen?«

»Ja«, sagte die Frau, »ich werde es nie vergessen.« Die Heilerin lächelte und sagte: »Nun denn, meine Tochter. Geh zu deinem Mann zurück. Du weißt, was du tun musst.«

Als die junge Frau dies hörte, war sie einen Augenblick lang sprachlos. Dann ging sie den Weg hinunter und dachte über die Worte nach, die sie in der Behausung der Heilerin erfahren hatte.

8 Weitere Hilfen

Im Notfall
Wenn Suizidgedanken sehr stark werden oder das Gefühl überhandnimmt, dass Ihre Lage unerträglich ist, sollten Sie den **Rettungsdienst** anrufen, oder sich direkt zur Notaufnahme in der nächstgelegenen psychiatrischen Klinik anmelden.

Telefonnummer Rettungsdienst: 112

Weitere Hilfs- bzw. Beratungsangebote für akute Krisensituationen bietet die **Telefonseelsorge**, die für eine anonyme, kostenlose Beratung zu jeder Tages- und Nachtzeit erreichbar ist.

Telefonnummern (bundesweit): 0800 1110111 oder 0800 1110222

Medikamentöse Therapie
Oft ist es eine große Entlastung, wenn Ihr Hausarzt Sie zunächst krankschreibt und evtl. eine medikamentöse Linderung der Symptomatik einleitet. Für eine langfristige gut abgestimmte medikamentöse Therapie ist der Besuch eines Psychiaters empfehlenswert.

Psychotherapie
Eine sehr ausführliche und informative Beschreibung, wie Sie einen Psychotherapieplatz erhalten können, finden Sie unter:
www.wege-zur-psychotherapie.org
Einen ersten Termin in einer psychotherapeutischen Sprechstunde vermitteln auch die Terminvergabestellen der **Kassenärztlichen Vereinigungen**, Tel. 116117.

Hilfen für Familien
Paare mit minderjährigen Kindern haben einen Anspruch auf Beratung in Fragen der Partnerschaft und Erziehung. Ein Verzeichnis geeigneter Beratungsstellen finden Sie an folgenden Stellen:

- *Bundeskonferenz für Erziehungsberatung e. V. Der Fachverband für Erziehungs- und Familienberatung*
  Die Website verfügt über eine bundesweite Beratungsstellensuche. Ebenfalls bietet die bke kostenfreie Online-Beratung für Jugendliche sowie Eltern an.
  https://www.bke.de
- *DAJEB Deutsche Arbeitsgemeinschaft für Jugend- und Eheberatung e. V.*
  Die DAJEB bietet einen »Beratungsführer online«, in dem knapp 15000 Beratungsstellen gelistet sind (Stand September 2021). Sie können nach Postleitzahlen oder nach Art der Zielgruppe bzw. des Beratungsschwerpunkts suchen.
  https://www.dajeb.de/beratungsfuehrer-online/beratung-in-ihrer-naehe
- *KBKEFL Katholische Bundeskonferenz Ehe-, Familien- und Lebensberatung*
  Unter dieser Vereinigung sind bundesweit 300 Beratungsstellen gelistet. Über die Website finden Sie unter »Stellensuche« eine Beratungsstelle in Ihrer Nähe, mit der Sie Kontakt aufnehmen können. Ebenso sind Online-Beratungen möglich.
  https://www.katholische-beratung.de/beratung/beratungsstellensuche
- *EKFUL Evangelische Konferenz für Familien- und Lebensberatung e. V. Fachverband für psychologische Beratung und Supervision*
  Die Online-Suche umfasst über 650 evangelische Beratungsstellen. Die Suche erfolgt nach Zielgruppen (z. B. Ehe/Familie/Leben, Erziehungsberatung) und Postleitzahl.
  https://www.ekful.de/beratungsstellen/

Selbsthilfe

Wenn Sie sich über Depressionen ausführlich informieren möchten, finden Sie hier weitere Informationen:

- *Stiftung Deutsche Depressions Hilfe*
  Auf der Website finden sich u. a. ein Selbsttest zur Depression, Klinikadressen sowie Erfahrungsberichte und umfassende

Erläuterungen zum Krankheitsbild, Ursachen, Auslösern und Behandlung. Ebenso finden Sie dort z. B. Kontaktdaten zu Krisentelefonen, Online-Foren, Selbsthilfegruppen und Beratungsstellen sowie die Möglichkeit, Informationsmaterial zu bestellen.
https://www.deutsche-depressionshilfe.de/depression-infos-und-hilfe

- *Deutsche Depressionsliga*
  Die Depressionsliga ist eine Organisation von Betroffenen. Sie hat sich neben der Information über Depressionen auch die Interessensvertretung von Betroffenen gegenüber der Politik und im Gesundheitswesen zum Ziel gesetzt. Auf der Homepage finden Sie Aktions- und Veranstaltungshinweise, Hinweise zu Selbsthilfegruppen und Kliniken, Broschüren und Buchempfehlungen. Außerdem wird eine E-Mail-Beratung angeboten.
  https://www.depressionsliga.de
- *BApK Bundesverband der Angehörigen psychisch erkrankter Menschen*
  Diese Selbsthilfeorganisation für die Angehörigen psychisch kranker Menschen versteht sich als Interessensvertretung, gibt aber auch vielfältige praktische Hilfestellungen durch Hinweise zu Selbsthilfegruppen und Veranstaltungen und durch die Herausgabe von hilfreichen Broschüren, wie »Nicht von schlechten Eltern«, »Jetzt bin ich dran« für Kinder und »It's my turn« für Jugendliche. Bestellmöglichkeiten finden Sie auf der Homepage.
  https://www.bapk.de/angebote/rat-fuer-familien/selbsthilfe.html
  Außerdem betreibt der Verband ein Selbsthilfe-Telefon zur Beratung von Angehörigen und Betroffenen unter dem Namen *SeeleFon*.
  SeeleFon-Rufnummer: 0228-71 002 424.

Apps

In der Wartezeit auf eine Therapie oder Beratung können Sie sich bereits mit einer App oder mit Selbsthilfebüchern auf die Psychotherapie vorbereiten und grundlegende Möglichkeiten zur Verbesserung der Symptome kennenlernen.

Die AOK hat zwei kostenlose Apps entwickelt, die auch für Nicht-Mitglieder zur Verfügung stehen und im Internet heruntergeladen werden können. Sie heißen »Moodgym« und »Familiencoach-Depression«.

Weitere Apps gegen Depressionen wie z. B. »iFightDepression« können von Ärzten verschrieben werden.

Eine kostenlose App für die Verbesserung Ihrer Partnerschaft ist »paaradies«.

Selbsthilfegruppen

Wenn Sie sich Kontakt zu anderen Betroffenen wünschen, gibt es in vielen Gebieten Selbsthilfegruppen, die sich vor Ort treffen. Ob dies auch in Ihrer Nähe der Fall ist, erfahren Sie unter www.nakos.de, der Website der Nationalen Kontakt- und Informationsstelle zur Anregung und Unterstützung von Selbsthilfegruppen.

Bücher

Bücher zur Selbsthilfe gibt es sehr viele. Hier eine kleine Auswahl:

Für Erwachsene:

Johnstone, M. (2008). Mein schwarzer Hund. Wie ich meine Depression an die Leine legte. (21. Aufl.) München: Kunstmann.
Mit sehr anschaulichen Bildern zeigt Matthew Johnstone, der selbst an einer Depression erkrankt war, kurz die wichtigsten Symptome einer Depression und zeigt die Richtung auf, wie sie sich überwinden lässt.

Johnstone, M. & Johnstone, A. (2009). Mit dem schwarzen Hund leben: Wie Angehörige und Freunde depressiven Menschen helfen können, ohne sich selbst dabei zu verlieren. München: Kunstmann.

Im gleichen Stil wie das Buch über die Symptome zeigt Matthew Johnstone auch die Auswirkungen der Depression auf das Leben in der Partnerschaft und zeigt die grundlegendsten Formen der Hilfe auf.

Zwick, J. & Hautzinger, M. (2018). Dem Leben wieder Farbe geben. Aktiv werden, Denkmuster verändern, Depressionen überwinden. Weinheim: Beltz.
Das Buch enthält fachlich fundierte Informationen, Beispiele und Übungen, die es Betroffenen ermöglichen, aktiv gegen die Erkrankung vorzugehen.

Lenz, A, Brockmann, E. (2013): Kinder psychisch kranker Eltern stärken. Informationen für Eltern, Erzieher und Lehrer. Göttingen. Hogrefe.
Das Buch verdeutlicht die Situation von Kindern, die mit einem psychisch kranken Elternteil zusammenleben, und erläutert, wie die Kinder Resilienz entwickeln können. Es werden unterschiedliche Formen der Unterstützung, die Eltern, aber auch Lehrer und Erzieher, Kindern geben können, aufgezeigt, damit die Kinder sich auch in dieser Situation gut entwickeln können.

Für Kinder:
Glistrup, K. (2020). Was ist bloß mit Mama los? Wenn Eltern in seelische Krisen geraten. (5. Aufl.) München: Kösel.
Das Buch ist ein Kindersachbuch, das mithilfe von Bildern und kleinen Beispielen psychische Krankheiten und ihre Therapie erklärt. Daneben enthält es auch eine Spalte für die Erwachsenen, die ihnen erklärt, wie Kinder eine psychische Erkrankung in der Familie erleben.

Homeier, S. (2020). Sonnige Traurigtage. Ein Kinderfachbuch für Kinder psychisch kranker Eltern (8. Aufl.). Frankfurt: Mabuse.
Das Buch erzählt im ersten Teil mit vielen Bildern die Geschichte der neunjährigen Mona, deren Mutter depressiv ist. Im zweiten Teil enthält es einen Ratgeber für Kinder, mit Ideen, was sie für sich selbst tun können, wenn es Eltern schlecht geht. Abgerundet wird das Buch

mit einem dritten Teil, der Hinweise für Eltern und pädagogische Fachkräfte enthält.

v. Mosch, E. (2019). Mamas Monster. Kindern Depression erklären. Köln: Balance.
Für kleinere Kinder ist dieses Bilderbuch geeignet, das die Geschichte von Rike und ihrer Mutter erzählt, und die Depression als »Monster, das Gefühle klaut« verstehbar macht.

Anhang

Literatur

Hinweise zum Online-Material

Sachwortverzeichnis

Literatur

Beach, S. R., Sandeen, E., O'Leary, K. D. (1990). Depression in Marriage. A Model for Etiology and Treatment. New York: Guilford.

Beach, S. (2001) (Hrsg.). Marital and Family Processes in Depression. A Clinical Foundation for Clinical Practice. Washington: American Psychological Association.

Beardsley, W. (2009). Hoffnung, Sinn und Kontinuität. Tübingen. dgvt-Verlag.

Beck, A. T., Rush, A. J., Shaw, B. F. & Emery, G. (2017). Kognitive Therapie der Depression. 5. Aufl. Weinheim: Beltz.

Bodenmann, G. (2009). Depression und Partnerschaft. Bern: Huber.

Bodenmann, G. (2004). Verhaltenstherapie mit Paaren. Bern: Huber.

Bodenmann, G. (2021). Von ganzem Herzen lieben. (2. Aufl.) Ostfildern: Patmos.

Cohen, S. (2007). Development of a Brief Couples Therapy for Depression: Targeting Illness-related Attitudes and Behaviors, Empathy, and Support. New York: Stony Brook University

Cohen, S., O'Leary, K. D. & Foran, F. (2010). A randomized clinical trial of a brief, problem-focused couple therapy for depression. Behavior therapy, 41, 433–446.

Cordova, J. V. & Gee, C. B. (2001). Couples Therapy for Depression. Using Healthy Relationships to Treat Depression. In S. Beach (Ed.): Marital and Family Processes in Depression (pp. 185–204). Washington: American Psychological Association.

Coyne, James et.al. (1987). Living with a depressed person. Journal of Consulting and Clinical psychology, 55, 347–352.

Coyne, J. & Benazon, N. (2001). Not agent blue: Effects of Marital functioning on Depression and Implications for Treatment. In S. R.H. Beach (Ed.), Marital and family processes in depression: A scientific foundation for clinical practice (pp. 25–43). Washington: American Psychological Association.

Deutschland Barometer Depression 2018. https://www.deutsche-depressionshilfe.de/forschungszentrum/deutschland-barometer-depression/2018 [Zugriff: 25.10.2021]

Estes, C. P. (1993): Die Wolfsfrau. München: Wilhelm Heyne.

Furmann, B. (2019). Es ist nie zu spät eine glückliche Kindheit zu haben. (8. Aufl.) Dortmund: Verlag modernes lernen.

Grossmann, K. & Grossmann, K. (2021) Bindungen – das Gefüge psychischer Sicherheit. (8. Aufl.) Stuttgart. Klett-Cotta.

Hinchliffe, M. K., Hooper, D., Roberts, F.-J., Vaughan, P. W.

(1975). A Study of the interaction between depressed patients and their spouses. British journal of psychiatry, 126, 164–172.
Hornby, N. (1998). About a Boy. Köln: Kiepenheuer & Witsch.
Juul, J.(2020). Vorwort. In K. Glistrup (Hrsg.), Was ist bloß mit Mama los? Wenn Eltern in seelische Krisen geraten. (5. Aufl.) München: Kösel.
Katz, J. (2001). Self-Verification Theory: Expanding Current Conceptualizations of the Link Between Marital Distress and Depression. In S. R.H. Beach (2001) (ed.). Marital and Family Processes in Depression. A Clinical Foundation for Clinical Practice. Washington: American Psychological Association S. 111–128.
Köhlmeier, M. (2014). Zwei Herren am Strand. München: Hanser.
Koppenhöfer, E. (2004). Die kleine Schulde des Genießens. Lengerich: Pabst.
Lenz, A. (2014). Kinder psychisch kranker Eltern. (2. Aufl.) Göttingen: Hogrefe.
Mickelson, K., Kessler, R., Shaver, P. (1997). Adult attachment in a nationally representative sample. Journal of Personality and Social Psychology, 73, 1092–1106.
Reddemann, L. (2004). Eine Reise von 1000 Meilen beginnt mit dem ersten Schritt. Freiburg: Herder.
Sachse, C. & Sachse, R. (2005). Wie ruiniere ich meine Beziehung – aber endgültig. (7. Aufl.) Stuttgart. Klett-Cotta.
Sanders, R. (2000). Partnerschule. Damit Beziehungen gelingen. Paderborn: Junfermann.
Schauenburg, H. (2018). Depression und Bindung: Therapeutische Strategien. Göttingen: Vandenhoek & Ruprecht.
Seligman, M. E.P. (2016). Erlernte Hilflosigkeit. (5. Aufl.) Weinheim: Beltz.
Stern, D. (2020). Die Lebenserfahrung des Säuglings. (12. Aufl.) Stuttgart: Klett-Cotta.
Wittchen, H.-U., Jacobi, F., Klose, M. & Ryl, L. (2010). Depressive Erkrankungen. In: Gesundheitsberichtserstattung des Bundes. Robert Koch-Institut (Hrsg.). Heft 51. Berlin.

Hinweise zum Online-Material

Zu diesem Titel finden Sie die im Buch enthaltenen Übungen als Zusatzmaterial (Arbeitsblätter) auf unserer Internetseite www.beltz.de.

Sie kommen zu den Materialien, indem Sie auf die Seite des Titels gehen, den Link zum Online-Material anklicken und folgendes Passwort eingeben: 8CyG2Tk3 (Groß- und Kleinschreibung beachten). Dann können Sie die gewünschten Dateien öffnen bzw. herunterladen. Da das Zusatzmaterial nur so lange zur Verfügung steht, wie das Buch lieferbar ist, empfehlen wir Ihnen, es sich auf dem eigenen Rechner zu speichern.

Nachfolgend finden Sie eine Übersicht über alle Materialien.

Übersicht Online-Material

Übung 1: Kennzeichen der Depression erkennen
Übung 2: Selbstreflexion zu den Ursachen der Depression
Übung 3: Gute Momente wahrnehmen
Übung 4: Sich von negativen Gedanken lösen
Übung 5: Was mir guttut
Übung 6: Unser Bild von Depression
Übung 7: Wertschätzen, was da ist
Übung 8: Lichtblicke sammeln
Übung 9: Das weiße Tagebuch
Übung 10: Kinder zur Selbstfürsorge ermuntern
Übung 11: Mit Kindern über Gefühle sprechen
Übung 12: Lächelspiele
Übung 13: Was Kinder brauchen
Übung 14: Mit Konflikten umgehen
Übung 15: Vorwürfe in Wünsche verwandeln
Übung 16: Umgang mit Alleinsein
Übung 17: Zuverlässigkeit zeigen
Übung 18: Selbstwirksamkeit fördern
Übung 19: Selbsttest zum Bindungsstil

Übung 20: Sich etwas zutrauen
Übung 21: Stärken entdecken
Übung 22: Nähe geben
Übung 23: Seine Gefühle aussprechen
Übung 24: Sich auf der Erwachsenen- und der Kinderebene begegnen
Übung 25: Zurück in die Kindheit
Übung 26: Ein Märchen malen
Übung 27: Warum ich dich brauche
Übung 28: Verständnis zeigen
Übung 29: Empathie entwickeln – für den nicht-depressiven Partner
Übung 30: Was ich an dir mag
Übung 31: Wenn die Lust verschwunden ist
Übung 32: Sinneslust
Übung 33: Sich selbst liebevoll berühren
Übung 34: Was ich mit dir gemeinsam erleben möchte
Übung 35: Womit ich dir eine Freude machen kann
Übung 36: Zeit für mich, Zeit für uns
Übung 37: In Balance bleiben
Übung 38: Grenzen ziehen
Übung 39: Unser Netzwerk
Übung 40: Dankbarkeit

Sachwortverzeichnis